현대가정의학시리즈 34

한평생 온 가족 건강을 위하여

불임증 예방과 치료법

(완벽한 그림해설! 이론과 실천요령 총망라!)

현대건강연구회 편

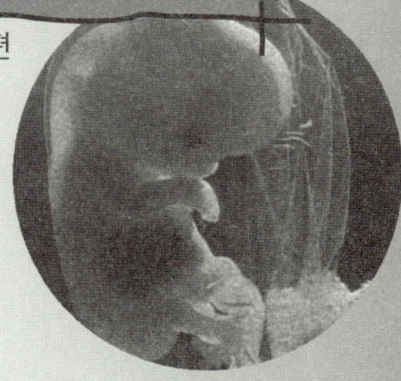

太乙出版社

머 리 말

불임증에 대한 전문 서적은 매우 적어 수 권에 불과하지만 일반용 책은 비교적 많이 출간되고, 또 여성 잡지 등에서도 흔히 다루어지고 있다. 이와 같은 상태 속에서 새롭게 불임증에 관한 해설서를 출판사로부터 의뢰받았을 때, 어떻게 하면 특색있는 책을 만들 수 있을까? 어떻게 하면 보다 친절하고 유용한 책을 만들 수 있을까? 여러 가지 생각해 보았다. 내가 이전 K 대학 산부인과 교수였을 무렵, 함께 일했던 불임 연구 그룹이 종종 모여서 여러 가지로 서로 이야기하고 생각했다.

종래의 책에 부족한 점이 있다면 그것은 불임을 호소하는 환자들의 마음──즉 심리면에 대한 고려이다. 불임증인 사람은 아이가 생기지 않는 것이 슬프고, 남편 혹은 아내에 대해서 변명의 여지가 없다는 이유로 밤낮 마음 아파하는 사람이 많다. 이런 고민이나 고통의 깊이는 아마 경험한 사람이 아니면 모를 것이다. 그것은 자신의 여자로서의 혹은 남자로서의 존재를 근본부터 흔드는 문제이기 때문이다.

극단적으로 말하자면 자신은 한사람 몫의 인간이 아니지 않는가 라고 하는 의식에 시달리는 것이다.

불임의 원인을 잘 조사해 보면 문제는 그다지 심각한 것이 아니고, 사소한 불운이나 고장이 원인이 되고 있는 경우가 많지만 일단 환자가 이와 같은 심리 상태에 빠져 들면, 그것 자체가 불임인자로 작용하여 악순환을 일으켜서 사태를 한층 더 악화시키고 있는 경우가 많다.

따라서 불임증 환자를 대할 때는 단지 기질적인, 눈에 보이는 원인을

4

검사해서 그것을 치료하는 것 뿐만 아니라, 이 사람들을 불안이나 슬픔, 초조함이나 열등감 등의 깊은 늪으로부터 구출해 내야 한다.

이 책에서는 이 방면에도 가능한 한 고려를 하였다. 우리들의 불임 연구 그룹은 한 사람 한 사람, 오랫동안 많은 불임 환자를 대하였기 때문에 환자의 마음을 자세한 점까지 알고 있는 셈이다. 또한, 환자에게는 개인차가 있어서 좀처럼 의학 교과서대로는 되지 않는 사실도 오랫동안의 경험으로 알고 있는 셈이다.

이런 점을 충분히 생각한 후에 각각 전문 분야를 담당, 집필했다. 서로 이야기해서 가능한 한 내용의 중복을 피하기로 했지만 공동 집필이라고 하는 성질상, 다소의 중복은 이해해 주시리라고 생각한다.

이 책의 또 하나의 특색은 불임증인 사람이 실제로 환자로서 병원을 방문했다고 상정하고 초진부터 여러 가지 검사, 치료, 인공 수정 등 실제로 많은 병원에서 실시하고 있는 순서에 따라서 해설을 시도해 보았다고 하는 점이다. 병원에 따라서는 이 책과 다소 다른 점도 있다고 생각되지만 대개는 이대로이기 때문에 독자 여러분에게도 그럭저럭 도움이 되지 않을 까 라고 생각한다.

어쨌든, 담당한 각 의사들의 노력과 호흡이 맞는 팀 워크로 내가 평소 생각하고 있던 일반인도 잘 알 수 있는 진짜 의미에서 도움이 되는 책이 이렇게 해서 훌륭하게 탄생한 것을 매우 기쁘게 생각하고 있다. 그리고 이 책에 의해서 한 쌍이라도, 사랑하는 아이가 탄생하는 기쁨을 맛보기 바란다. 그 때에는 우리들도 함께 그 기쁨을 진심으로 나누고 싶다.

불임증 예방과 치료법
차 례

불임증은 과연 큰 병인가?

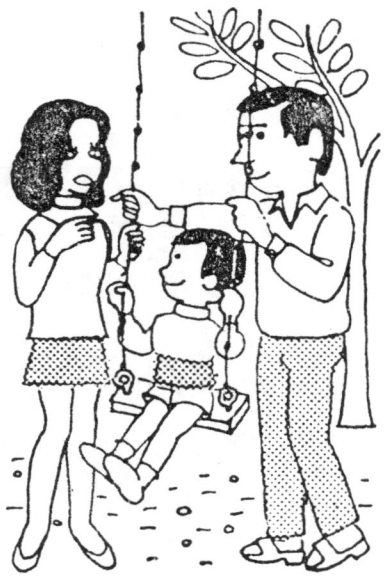

부부의 성생활은 무심한 즐거움으로 끝날 수도 있다. 그러나 아이를 갖기 위한 부부의 성생활이야말로 삶에 더욱 활력을 불어 넣어주는 것이 아닐까?

그림으로 보는 불임 치료

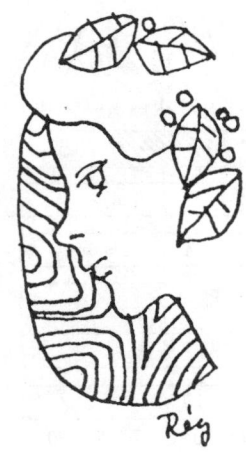

불임증의 치료법에는 단지 약을 복용하는 정도의 것부터 수술, 정신 요법까지 여러 가지가 있다. 어떤 치료법이 좋은지는 불임의 원인을 자세히 서술하지 않으면 모른다.

불임증의 치료는 원인의 추구, 즉 검사부터 시작된다. 이 검사에는 여러 가지 종류가 있지만, 기초 체온의 측정과 같이 자신이 주가되어 실시하는 것과 병원에서 의사가 주가 되어 실시하는 것으로 크게 나눌 수 있다.

어쨌든 불임증의 치료에는 의사와 환자, 환자의 배우자——이 삼자의 협력, 팀 워크가 필요하다. 한 사람이라도 비협력적이고 불성실한 사람이 있으면 빨리 문제를 해결할 수 없다.

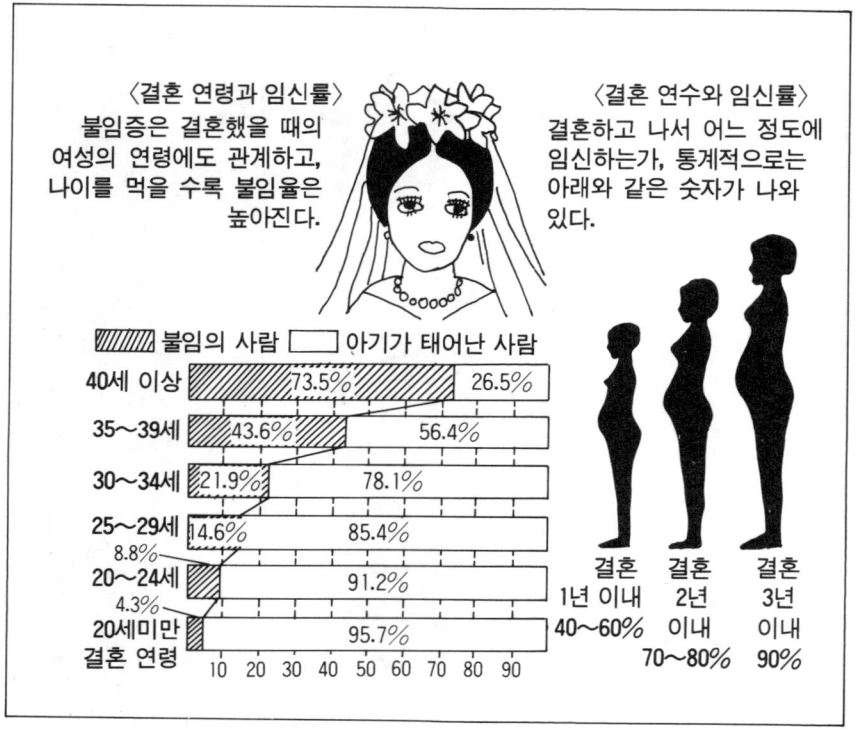

〈결혼 연령과 임신률〉
불임증은 결혼했을 때의
여성의 연령에도 관계하고,
나이를 먹을 수록 불임율은
높아진다.

〈결혼 연수와 임신률〉
결혼하고 나서 어느 정도에
임신하는가, 통계적으로는
아래와 같은 숫자가 나와
있다.

▨ 불임의 사람 ☐ 아기가 태어난 사람

40세 이상   73.5%   26.5%
35~39세   43.6%   56.4%
30~34세   21.9%   78.1%
25~29세   14.6%   85.4%
8.8%
20~24세   91.2%
4.3%
20세미만   95.7%
결혼 연령   10 20 30 40 50 60 70 80 90

결혼
1년 이내
40~60%

결혼
2년
이내
70~80%

결혼
3년
이내
90%

□불임증이란—

　의학적으로는 결혼해서 2년 이상 아이가 생기지 않으면 일단 불임증으로 간주한다. 물론 불임증이라고 말할 수 있는 병적인 원인이 있는지 어떤지는 검사해 보지 않으면 모르지만, 통계적으로 결혼 1년 이내에 40~60%의 부부가, 결혼 2년 이내에 70~80%의 부부가, 결혼 3년 이내에 90%의 부부가 임신하고 있기 때문이다. 바꿔 말하자면, 의학적으로 말하는 불임증 부부는 10쌍 중에 1쌍의 비율이라는 의미도 된다. 또한 이 불임증은 그림과 같이 결혼했을 당시의 여성 연령에도 관계해서, 나이 먹어

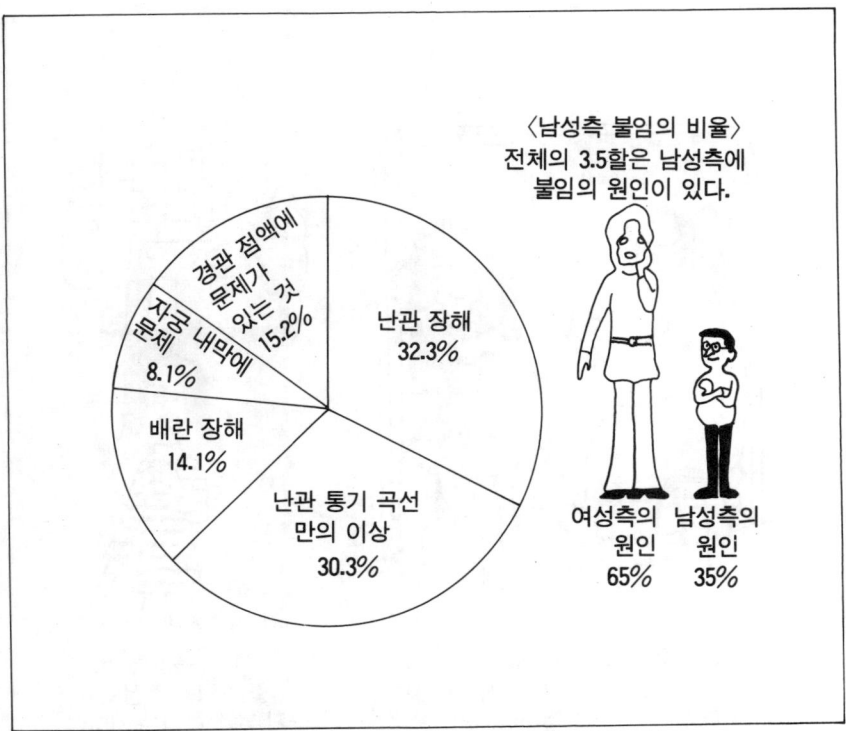

결혼한 사람일수록 불임증이 많은 경향이 있다.

전체의 약 3할은 남성 불임

남성측에 원인이 있는 불임은 전체의 1 / 3(3.5할)이나 된다. 따라서 남성측의 검사도 여성측의 검사와 병행해서 가능한 한 빨리 받을 필요가 있다. 처음에 여성이 검사를 모두 끝내고 나서 검사를 받으면 만일 남성에게 원인이 있었을 경우, 여러 가지 면에서 낭비가 너무 크다.

여성 불임의 원인

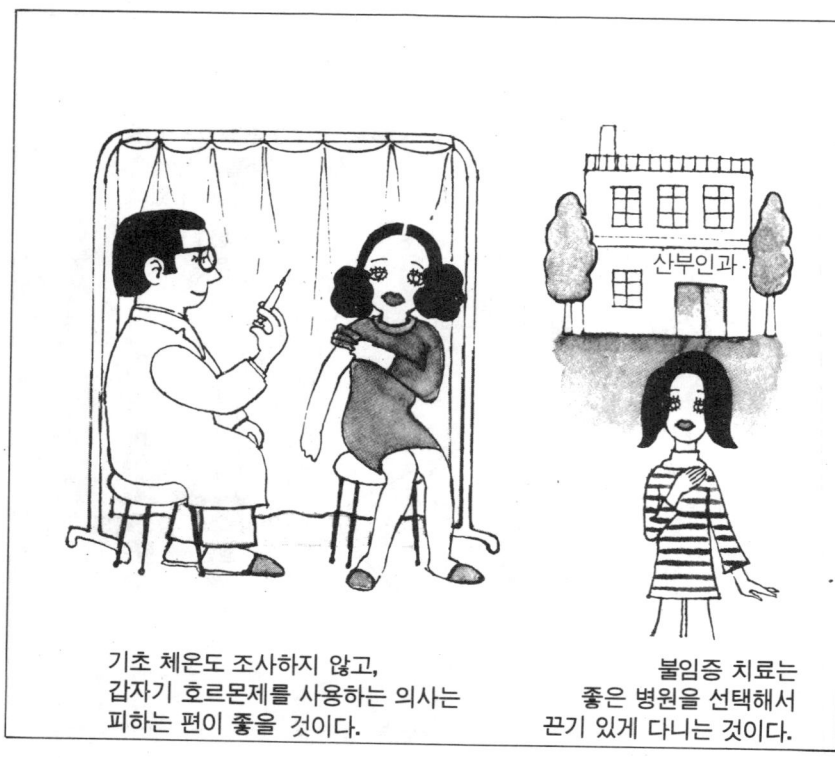

기초 체온도 조사하지 않고,
갑자기 호르몬제를 사용하는 의사는
피하는 편이 좋을 것이다.

불임증 치료는
좋은 병원을 선택해서
끈기 있게 다니는 것이다.

가장 많은 것은 난관이 문제가 있는 사람(난관의 통로가 나빠서, 정자나 난자의 통과를 방해하고 있는 경우 등)이지만, 난소에 원인이 있는 사람(배란이 없거나 잘 안 되는 사람)이나 자궁에 문제가 있는 사람(예를 들면 자궁내막염 등으로 수정란이 착상하기 어렵다 등), 자궁경관점액에 문제가 있는 사람(경관점액이 정자의 통과를 방해한다 등), 혹은 심리적인 것이 원인이 되고 있는 사람도 있다. 극히 드물게는 쇄음(鎖陰), 질의 염증 등 질에 문제가 있는 사람도 있다.

남성 불임의 원인

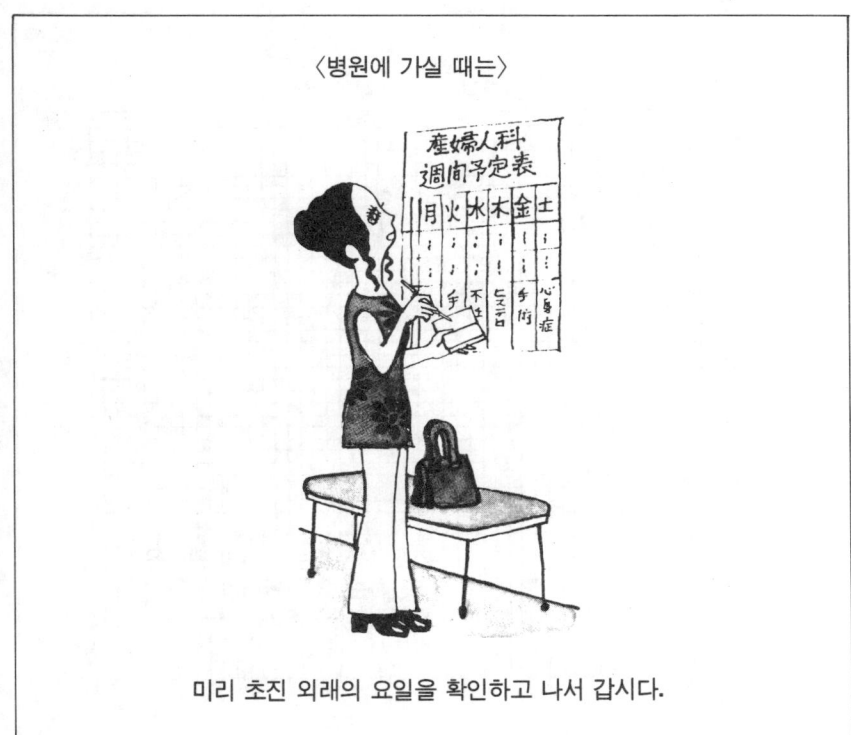

〈병원에 가실 때는〉

미리 초진 외래의 요일을 확인하고 나서 갑시다.

　가장 많은 것은 정자에 문제가 있는 경우(무정자증, 정자 감소증 그 외)이지만 때로는 정액에 원인이 있는 사람(정액이 나오지 않는 경우와, 정액이 나와도 역류해 버리는 경우)도 있고, 드물게는 성기의 기형이나 임포텐츠 등에 의한 경우도 있다.

□불임 치료의 마음가짐과 병원의 선택 방법 등

　불임증의 치료는 '좋은 병원을 선정해서 끈기 있게'라는 말밖에는 할 말이 없다. 검사나 치료를 도중에서 이유없이 그만두거나 여기 저기 병원

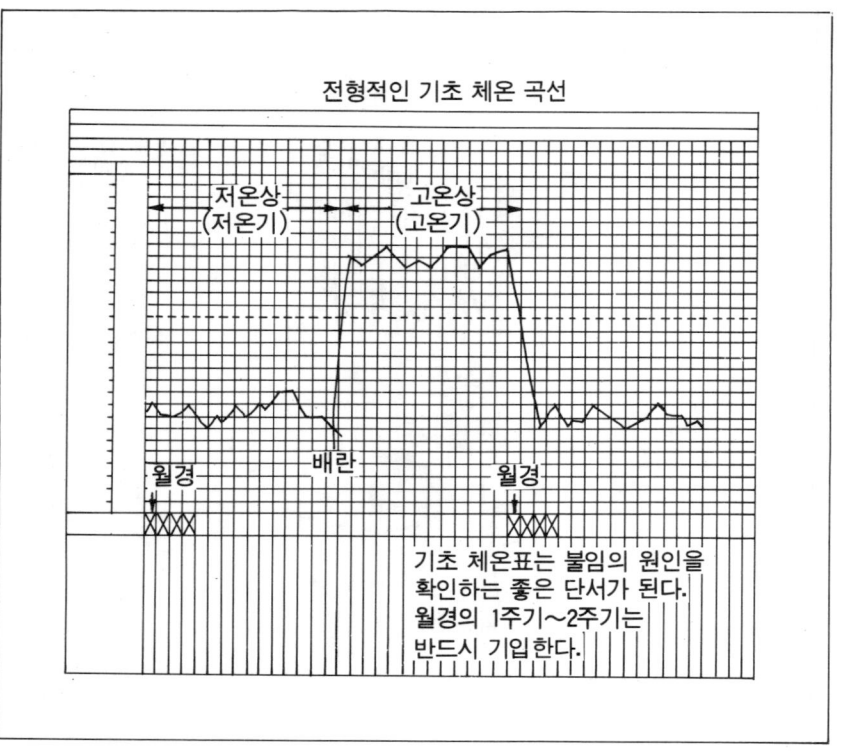

전형적인 기초 체온 곡선

저온상
(저온기)

고온상
(고온기)

월경

배란

월경

기초 체온표는 불임의 원인을
확인하는 좋은 단서가 된다.
월경의 1주기~2주기는
반드시 기입한다.

을 바꾸는 것은 바람직하지 않다. 그와 같은 폐단을 피하기 위해서는 처음에 잘 조사하고, 신중히 생각해서 신뢰할 수 있는 병원과 의사를 신중히 선택하는 것이 중요하다.

일반인이 좋은 병원을 선택하는 것은 어려운 일일지도 모르지만 최저 조건으로 다음의 점은 고려에 넣을 필요가 있다.

① 검사 설비가 충분히 갖춰진 병원이나, 그와 같은 병원과 연락을 취해서 검사를 적극적으로 권해 주는 개업의.

② 반대로 검사에 적극적이지 않은 병원과 의사는 피한다. (극단적으로 말하자면 기초 체온도 조사하지 않고 갑자기 호르몬제를 사용하는

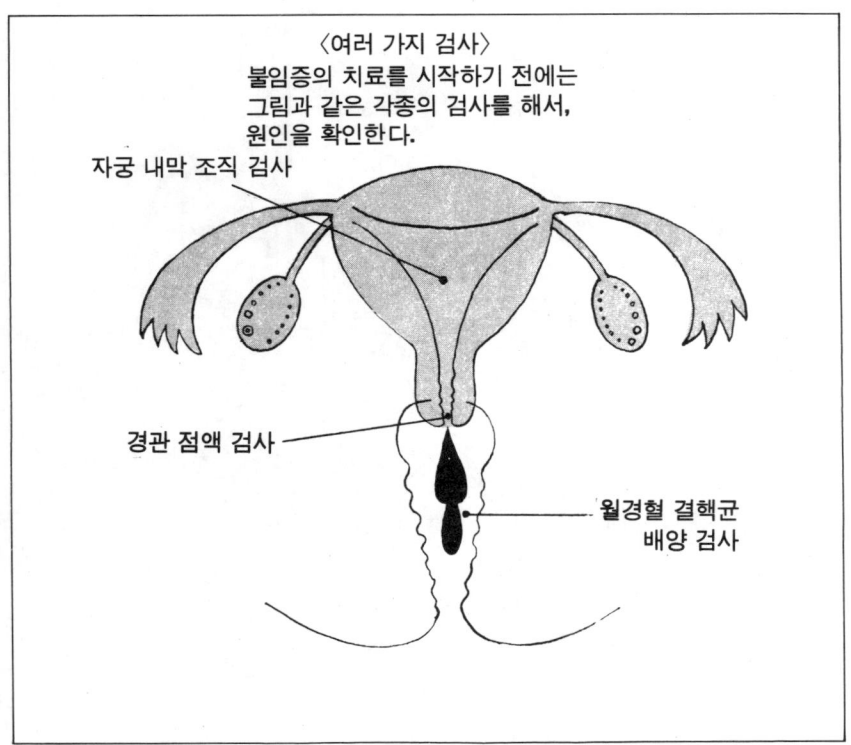

〈여러 가지 검사〉
불임증의 치료를 시작하기 전에는
그림과 같은 각종의 검사를 해서,
원인을 확인한다.

자궁 내막 조직 검사

경관 점액 검사

월경혈 결핵균
배양 검사

것 같은 의사는 적당치 않다.)

□처음에 병원에 갈 때에는

① 미리 초진 외래의 요일이나 시간을 확인할 것. 예약제 병원에서는 미리 예약을 해 둘 것.
② 복장을 가능한 한 가볍게 하고, 진찰에 쓸데없는 시간이 걸리는 것 같은 복장은 피할 것.
③ 필요 이상으로 진한 화장, 매니큐어 등도 피할 것.

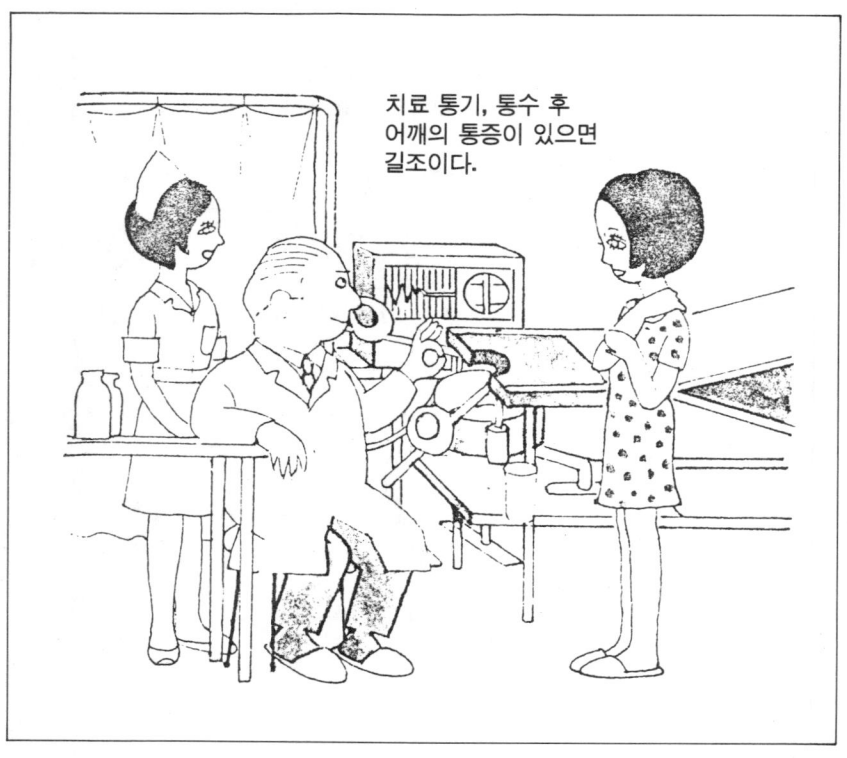

치료 통기, 통수 후
어깨의 통증이 있으면
길조이다.

④ 초진시에는 결혼 연수, 첫 월경이 있었던 연령, 기왕증(과거에 걸렸던 병), 충수염 등 복부의 수술경험, 임신이나 유산 혹은 인공임신중절의 경험, 생리주기나 상태 등에 대해서 질문하기 때문에 미리 정확히 생각해 내고 필요한 사항은 메모해 갈 것.

⑤ 기초 체온표는 반드시 필요하기 때문에 가능하면 미리 1주기~2주기라도 검온해서 그 표를 지참하면 그만큼 검사와 치료가 빨라진다.

불임증의 검사와 치료──①

□난소의 작용이나 자궁의 상태를 조사하는 검사

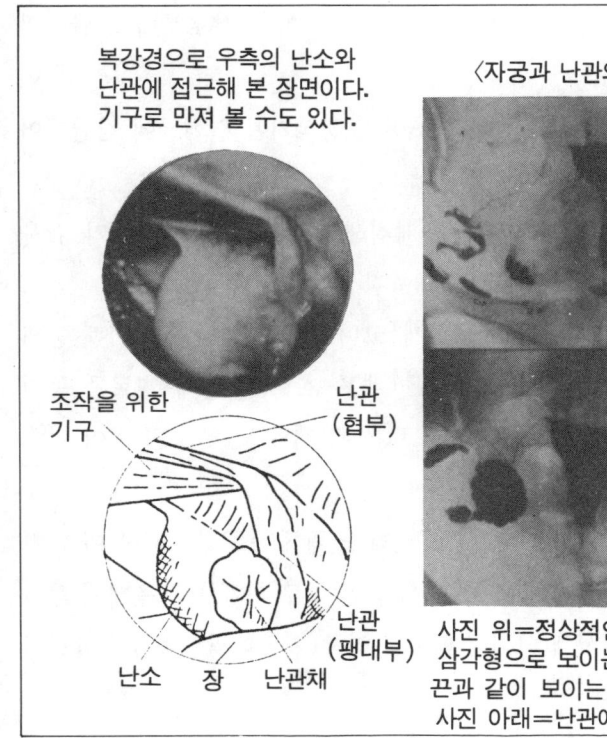

복강경으로 우측의 난소와 난관에 접근해 본 장면이다. 기구로 만져 볼 수도 있다.

조작을 위한 기구
난관 (협부)
난관 (팽대부)
난소 장 난관채

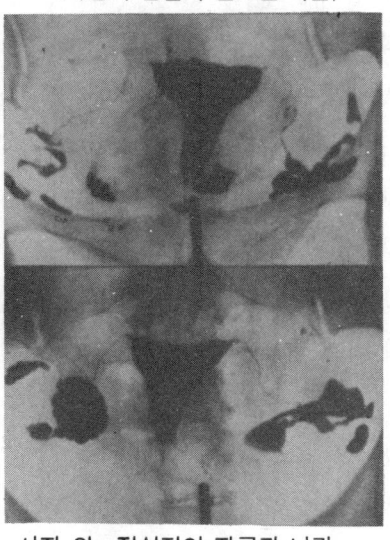

〈자궁과 난관의 뢴트겐 사진〉

사진 위=정상적인 자궁과 난관. 삼각형으로 보이는 것이 자궁, 양쪽의 끈과 같이 보이는 것이 난관.
사진 아래=난관에 유착이 보인다.

기초 체온의 측정──배란이 없는 경우, 혹은 배란이 있고 수정이 되었어도 그 임신을 지속시키기가 어려운 경우 등을 기초체온 곡선으로 대강 알 수 있다.

자궁내막조직검사──난자의 배란에 따라서 자궁내막이 주기적으로 변화하고 있는지 어떤지, 자궁내막에 수정란의 착상을 방해하는 장해는 없는지, 자궁내막의 일부를 채취해서 조사하는 검사이다. 또한 이 검사로 인하여 난소의 작용 상태를 추측할 수도 있다.

경관점액검사──자궁내막과 마찬가지로 경관점액도 난소 주기에 호응해서 변화하고 있는지 어떤지, 배란일 전후에 정자의 통과를 방해하는 상태가 되어 있지 않는지 조사하는 검사이다. 이 검사로부터도 난소의 작용 상태를 추측한다.

월경혈 결핵균 배양검사──자궁 그 밖의 생식기가 결핵균에 감염되어 있으면 불임이 된다.

이 검사는 질내의 월경혈을 소량 채취해서 결핵균이 번식하기 쉬운 배지에 넣고 결핵균이 있는지 조사하는 검사이다.

무배란의 치료──성선자극 호르몬제(고나도트르핀)나 크로미펜 등의 배란유발제가 이용되지만 난소 호르몬(배포 호르몬, 황체 호르몬 등의 소위 여성 호르몬제)이나 부신피질 호르몬제, 때로 난소 수술 등이 이용 되는 경우도 있다.

착상 장해의 치료──배란이 있고 수정해도 황체 호르몬의 작용이 나빠 서 착상할 수 없는 경우(황체 기능부전) 등은 주로 황체 호르몬제에 의한 치료가 이루어진다. 검사에 의해 결핵이나 염증(자궁내막염 등)이 발견되 면 그 치료를 실시한다.

불임증의 검사와 치료──②
□난관의 통과 상태를 조사하는 검사

신체 외부에서 난관의 통과 상태를 조사하는 검사(난관 통과성 검사) 에는 자궁구로 난관에 가스를 통과시켜 보는 방법(묘사식 난관통기법 ──소위 통기(通氣))과 난관에 약액을 통과시켜 보는 방법(통수(通水)) 2종류가 있다. 일반적으로는 흔히 이루어지지만 이 검사후, 흉부의 압박 감, 위의 통증이 있으면 길조로, 난관내를 가스가 빠져 나가서 복강내로 들어갔음을 나타낸다.

〈후나 테스트(성교 후 검사)〉

자궁 경관 점액과 정자의 상성을 보는 검사로, 성교 후 30분 정도 쉬고 나서 병원에 간다. 질내, 경관내, 자궁강내의 3군데로부터 내용을 채취해서 그 속의 정자수나 운동 성을 현미경으로 조사한다.

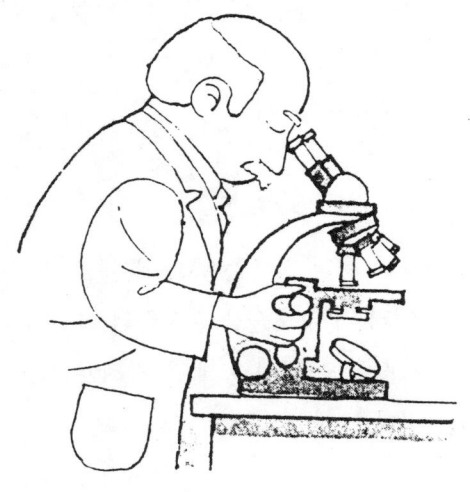

검사 전후에 주의할 점

- 당일은 벗고 입기 쉬운 복장으로 갈 것.

- 검사전의 식사는 하지 않든가, 가벼운 것으로 할 것.

- 검사후는 지시대로 약을 잊지 말고 복용할 것.

- 질에 들어 있는 가제는 자기 전에 **빼고**, 패드를 대어 둔다.

- 검사 당일은 목욕을 피한다.(샤워라면 좋다)

□난관이나 자궁을 들여다 보는 검사

여기에는 조영제(造影劑)를 넣고 뢴트겐으로 보는 방법(자궁난관조영법)과 복강경으로 뱃속을 직접 육안으로 보는 방법(복강경 검사)의 2가지가 있다.

이것에 의해 난관의 통과 상태뿐만 아니라 유착이나 종양의 유무, 자궁이나 난관, 난소의 모양, 크기, 주행 상태 등을 알 수 있다.

뢴트겐 검사는 보통 2일 계속해서 실시한다.

또한, 복강경 검사는 입원이 필요하다.

난관 장해의 치료

가벼운 유착(癒着) 등의 통과 장해는 통기, 통수로 임신이 가능하지만 장해의 성질에 따라서 여러 가지 수술을 실시한다. 더구나 복강경 검사에서 스타인 레벤탈 증후군 등으로 인한 배란 장해가 확인되었을 경우는 난소의 수술도 이루어진다.

불임증의 검사와 치료——③
□난자와 정자의 상성(相性)을 조사하는 검사

자궁경관부(자궁구)의 점액은 말하자면 검문소의 관리와 같은 것으로, 자궁내에 이물이 들어오는 것에 눈을 번뜩여서 그것이 미균과 같은 것이라면 통과시키지 않고, 정자와 같은 것이라면 통과를 허락한다. 그런데 이 체크가 너무 엄격하면 배란기인데도 정자를 통과시키지 않는다. 잡아서 죽여 버린다고 하는 경관점액이 가끔 있어서 불임의 원인이 된다.

경관점액이 이와 같은 성질의 것인지 어떤지는 성교후, 무사히 검문소

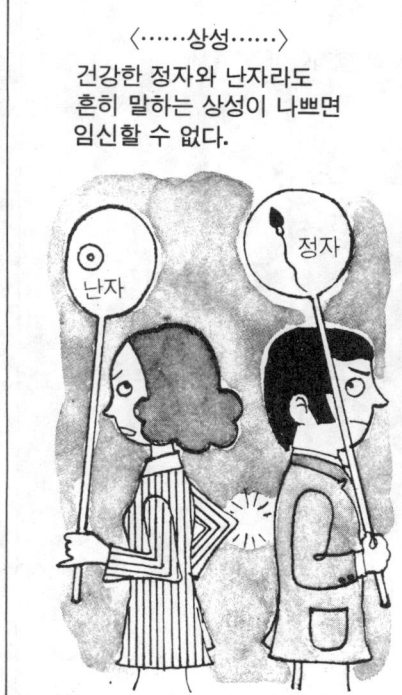

〈……상성……〉
건강한 정자와 난자라도
흔히 말하는 상성이 나쁘면
임신할 수 없다.

난자

정자

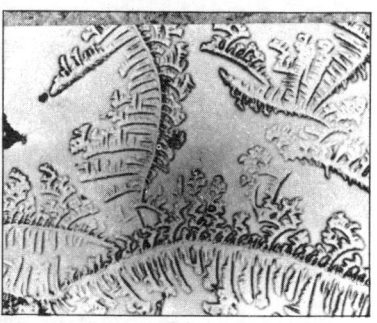

〈자궁 경관 점액 검사〉

자궁 경관부(입구)의 분비액을
현미경으로 보면 배란 가까이에서는
예쁜 주름 잎과 같은 결정을 볼 수 있다.
또한 이 검사로 배란의 유무나
배란일을 측정할 수 있다.

를 빠져나간 건강한 정자가 얼마나 있는지를 조사하면 알 수 있다. 이것을
후너 테스트(성교후 검사)라고 한다.

또한, 아이가 생기지 않는 부부 중에는 부부의 혈액형(Rh인자 등)이
맞지 않기 때문에 유산하거나 사산이 되는 예도 있기 때문에 혈액형 검사
도 이루어진다.

□상성이 나쁜 경우의 치료와 대책

난자와 정자의 상성이 나쁘다고 하는 데에는 2가지의 경우가 있다.

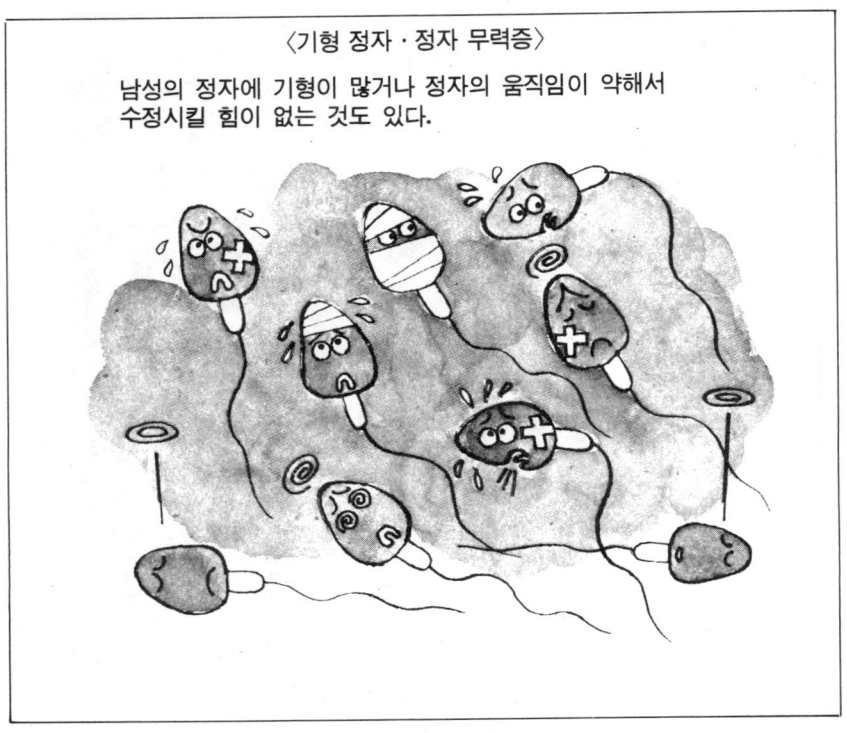

〈기형 정자 · 정자 무력증〉

남성의 정자에 기형이 많거나 정자의 움직임이 약해서
수정시킬 힘이 없는 것도 있다.

하나는 경관점액에 미균이 있어 정자의 통과를 방해하는 경우와 또 하나
는 특정 남성(즉 남편)의 정자에 대해서 대항이 생겨 정자를 죽여 버려서
임신할 수 없는(소위 정자 면역) 경우이다.

　앞의 경우는 약으로 치료하거나 인공수정도 이루어진다.

　뒤의 경우는 잠시 동안 콘돔 등을 사용하여 정자와의 접촉을 멀리함으
로써 대항이 사라지기도 기다리거나 하지만 효과가 없을 때는 인공 수정
을 이용하는 경우도 있다.

　또한, 혈액형이 부적합할 때도 임신할 수 있지만, 만일 엘로우 베이비가
태어났을 경우는 즉시 교환 수혈 등으로 처치한다.

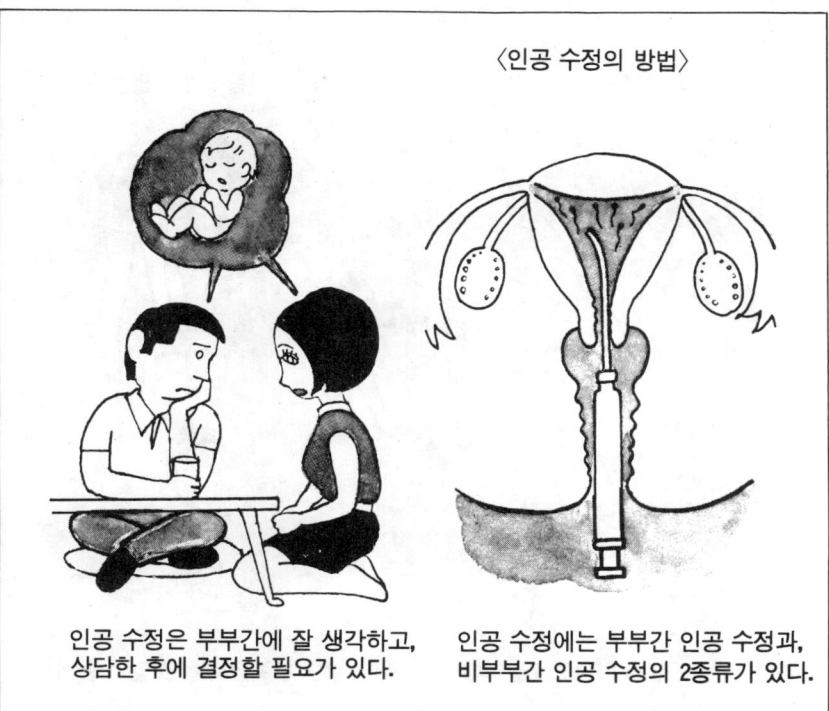

〈인공 수정의 방법〉

인공 수정은 부부간에 잘 생각하고,
상담한 후에 결정할 필요가 있다.

인공 수정에는 부부간 인공 수정과,
비부부간 인공 수정의 2종류가 있다.

불임증의 검사와 치료──④

□남성 불임의 검사와 치료

치료

경도의 정자 감소증 등(상대적 남성 불임)은 남성 호르몬제나 비타민
제(비타민 B_{12}나 E) 등에 의한 약물 요법이 이루어지지만, 무정자증 등으
로 도저히 치료 전망이 없는 것(절대적 남성 불임)은 남편 이외분의 비부
부간의 인공 수정을 해야 한다.

정자의 통로가 막혀 있는 경우나 남성기의 기형 등은 수술을 실시한

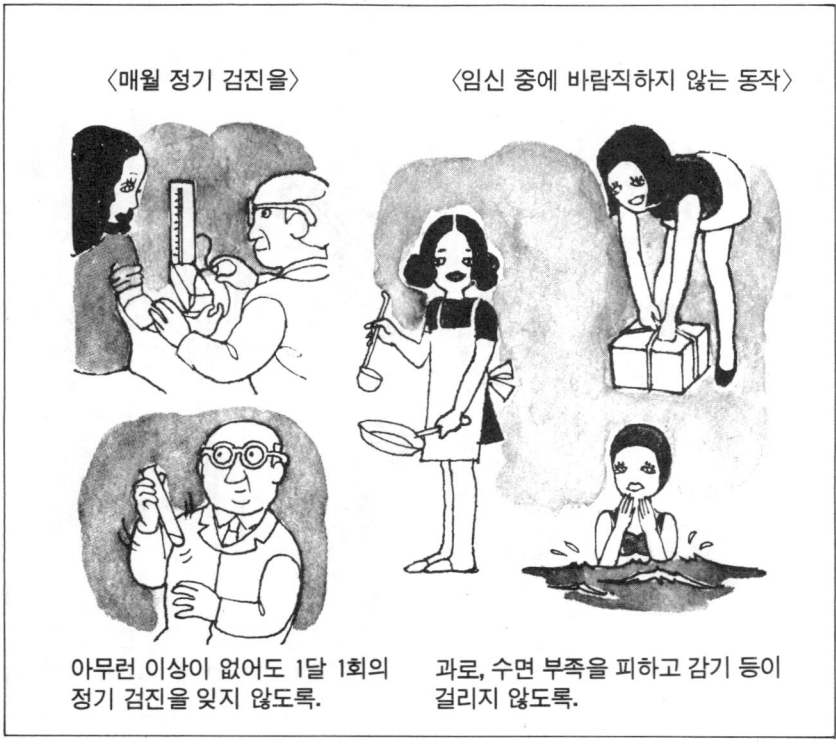

〈매월 정기 검진을〉　　　　〈임신 중에 바람직하지 않는 동작〉

아무런 이상이 없어도 1달 1회의　　과로, 수면 부족을 피하고 감기 등이
정기 검진을 잊지 않도록.　　　　걸리지 않도록.

다.

□인공 수정

인공 수정에는 2가지의 종류가 있다.

배우자간(부부간) 인공 수정——아내의 경관점액에 문제가 있는
경우나 정자 감소증 등의 경우에 실시한다.

비배우자간(비부부간) 인공 수정——남편측에 성교 장해가 있는
경우나 무정자증 등의 경우에 실시한다.

모두 여성의 기초 체온 곡선이나 경관점액의 변화 등을 참고로 가장

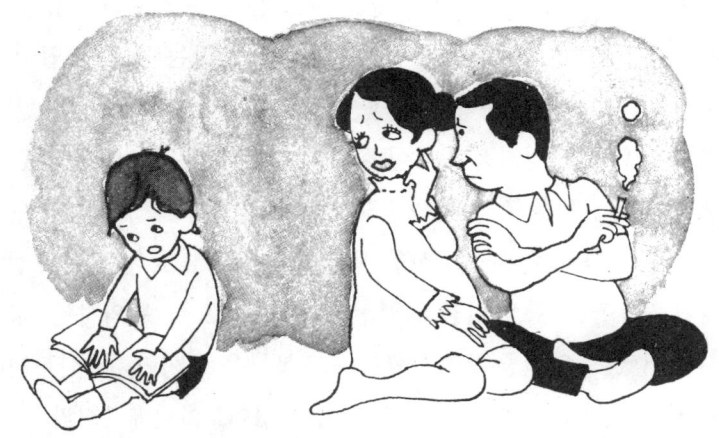

〈양자를 성급하게 결론을 내리는 것은 금물〉

내 아이를 포기하고 양자를 들인 순간에 임신하는 예도 있다.
양자는 부디 신중히…

임신 가능성이 높은 날을 선택해서 이루어진다.

중요한 부부의 의논

인공 수정은 부부가 잘 생각하고 상담한 후에 결정할 필요가 있다.

아이를 갖고 싶다고 아내가 남편에게 강요하는 형태가 되어서는 나중에 트러블의 원인이 된다.

특히 비부부간의 인공수정은 태어날 아이의 행복을 위해서 서로 충분히 납득한 후에 받을 필요가 있다.

□경사스럽게 임신하면

임신중에는 과로나 수면 부족을 피하고 감기 등에 걸리지 않도록 해야 한다. 장시간 서서 하는 일, 무거운 짐을 들어 올리는 일 등 복압이 가해지는 동작, 다리나 허리, 하복부의 냉증 등에 주의해야 하는 것은 말할 필요도 없지만, 너무 신경질적이 되어 환자와 같은 생활을 보내는 것도 생각해 볼 문제이다. 신체를 적당히 사용하지 않으면 오히려 약한 아이가 태어날 우려가 있다. 특히 습관성 유산인 분은 필요 이상으로 긴장하고 신경질적이 되기 쉬우므로 항상 마음을 평정하게 유지하도록 유의하는 것이 좋을 것이다. 어쨌든, 임신중 부정출혈이나 하복통을 느끼면, 곧 산부인과의의 진찰, 치료를 받도록 하고, 아무런 이상이 없어도 1달에 1회의 정기 검진을 반드시 받는다. 유산, 조산은 건강 관리가 철저하고 응급 처치가 빠르면 충분히 막을 수 있다.

□양자(養子)는 최후의 수단

모든 수단을 동원해도 임신을 바랄 수 없다고 알았을 경우, 남겨진 유일한 방법으로 양자가 있다. 그러나, 성급하게 결론을 내리는 것은 금물로 세상에는 단념 임신, 양자 임신이라고 해서 내 아이를 포기하고 양자를 들이면 얄궂게도 임신한다고 하는 예가 흔히 있다. 임신을 위해서 부부가 할 수 있는 한의 노력을 했는지, 다시 한번 잘 반성한 후에 결심할 필요가 있다.

또한, 양자를 들인다고 해도, 아이가 애완동물을 갖고 싶어하는 정도의 마음에서라면 양자로 들여진 아이가 불쌍하다. 하물며 노후를 위해서

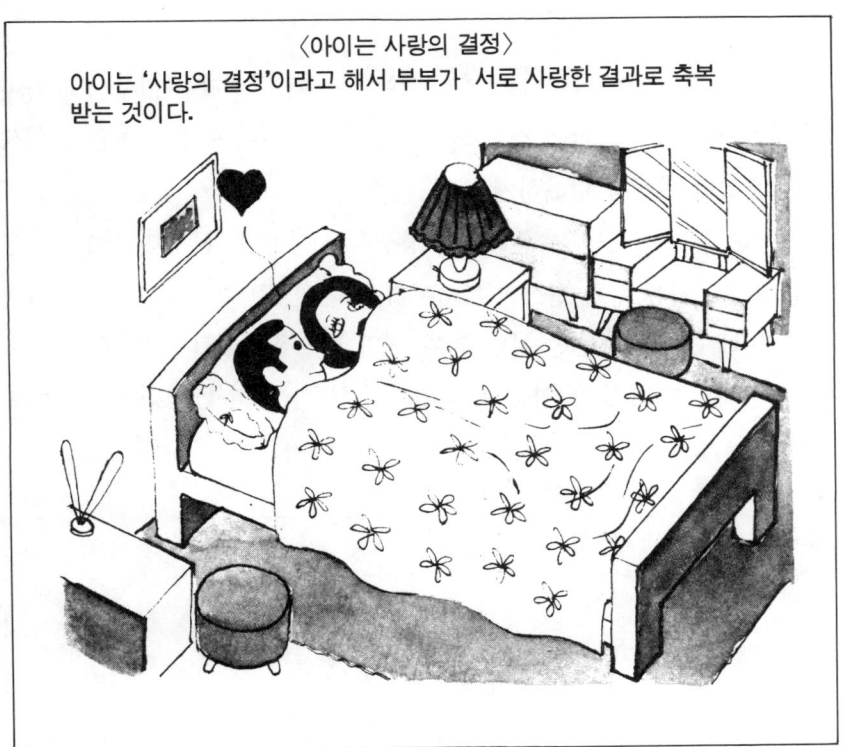

〈아이는 사랑의 결정〉
아이는 '사랑의 결정'이라고 해서 부부가 서로 사랑한 결과로 축복 받는 것이다.

양자를 들인다고 하는 이기적인 생각에서 양자를 들이는 것은 바람직하지 않다. 이런 안이한 마음으로 양자를 들인다면, 그 아이가 성장하고 나서 반드시 문제가 생긴다. 이 부분에 대해서는 본문의 부록 (1)을 참고하기 바란다.

□ 불임 치료의 출발점

아이는 '사랑의 결정'이라고 해서, 부부가 서로 사랑한 결과로 축복받는 것이다. 부부의 성생활은 그 자체를 무심히 즐겨야 하는 것으로서 아이를 갖기 위한 것은 아니다.

그러나, 오랫동안 아이가 생기지 않는 부부의 성생활은 아무래도 아이를 갖기 위한 사무적인 섹스가 되기 쉽다. 이와 같이 인정미가 없는 성생활은 오히려 임신을 방해하게 된다.

아이가 갖고 싶으면 우선 원만한 성생활을 해야 한다. 원만한 성생활은 임신이라고 하는 생명 현상의 토대이다. 확실한 토대가 없으면 가령 임신했다고 해도 태어나는 아이는 진짜 의미에서 행복해질 수 없다고 해도 과언은 아닐 것이다. 불임증의 치료는 우선 이 점의 반성부터 시작해야 한다.

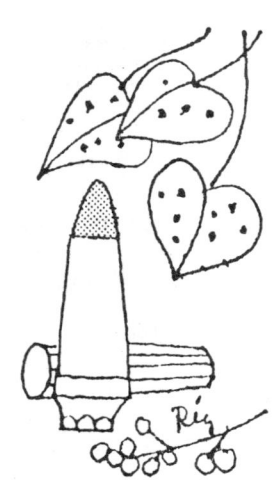

불임증의 치료를 위해서는 우선 불임의 원인부터 검사해야 한다. 남성 불임인지, 아니면 여성 불임인지를 검사한 후, 다음의 검사 단계로 넘어간다.

프롤로그

□ 말다툼

남쪽에서는 꽃소식이 전해지는 계절인데, 추운 날이 계속되고 있었다. 한겨울에 비해서 확실히 해는 길어졌지만 남국 태생의 그 식목에게 신생의 기운을 줄 정도의 햇살에는 아직 이르고 있지 않는 듯이 잎은 불그스름하게 퇴색한 채의 모습이다.

A씨는 화분에 심은 소철을 그늘진 베란다에서 방안으로 옮기고 그 단단한 잎을 살짝 만졌다.

그러나, 그 잎은 까칠까칠하고 바싹 마른 감촉을 A씨의 손끝에 남기고 그녀의 마음을 한층 더 침울하게 만들 뿐이었다.

남편과는 벌써 3일간이나 말을 하지 않고 있었다.

사건의 발단은 시어머니의 아무렇지도 않은 듯한 말이었다. 남편의 부재중에 찾아 온 시어머니는 문득 생각해 낸 듯이 '너, 그 후는 어떠니? 슬슬 손주의 얼굴이 보고 싶구나'라고 말했다.

그 말의 내면엔 자신을 비난하고 있다는 것은 눈치챈 A씨의 직감은 남편 K씨가 가끔 어머니의 집에 가서는 빨리 아이를 갖고 싶다고 말한다고 하는 이야기를 듣고 한층 더 확실해졌다.

바쁘다, 바쁘다 라고 말하면서 그녀가 모르는 사이에 시어머니 집에 드나들고 있을 뿐만 아니라 그녀에게는 한번도 말한 적이 없는 불만을 남편이 털어놓고 있다니…….

결혼한지 3년 이상이나 되는데 K씨의 마음은 아직 어머니로부터 떨어질 수 없는 것일까……, 자신만 일심 동체라고 생각하고 있었던 것은 아닐가?

A씨의 쓸쓸함과 그 보다 더 강한 굴욕감을 느꼈다. 그리고 그 굴욕감은 이윽고 남편에 대한 분노로 바뀌었다.

그날 밤, 귀가한 남편을 추궁하는 듯한 형태가 된 것도 당연할 것이다. 그런데 남편도 지지 않고 반격해 왔기 때문에 마침내는 일상의 사소한 불만까지 서로 터뜨리는 큰 싸움이 되어 버렸다.

그러나 그로부터 3일이나 지난 지금이 되어서는 노여움도 사라지고 후회의 마음 쪽이 강해지고 있었다. 서로의 고집만으로 대립하고 있다고 하는 것이 사실일 지도 모른다.

□어느 병원이 좋을까?

A씨는 병원에 가서 불임의 원인을 조사받으려고 생각했다. 그 마음의 이면에는 원인은 자신이 아니라고 하는 사실을 검사로 확실히 해서 시어머니와 남편에게 앙갚음해 주려고 하는 마음이 없었다고는 할 수 없었다.

그러나, 그녀는 어느 병원에 가야 좋을지 망설였다. 가까운 산부인과에서 일이 해결될 지 어쩔지, 그렇다고 해서 유명한 종합병원은 혼잡할 테고

……. 이 때, 갑자기 초인종이 울리고 남편이 돌아왔다.

신혼 당초는 어쨌든 최근에는 이렇게 빠른 귀가는 거의 없는 일이었기 때문에 A씨가 몹시 놀라자, 남편은 한 눈에 알 수 있는 케잌 선물을 그녀 앞에 내밀었다.

두 사람은 얼굴을 마주 보고 웃었다. 이것으로 냉전은 끝났다.

"오늘 K 병원에 있는 친구를 만나고 왔어."

"?"

"저, 고등학교 동창인데 의사가 됐어——. 녀석은 내과의이지만 우리들 문제를 상담해 봤지."

"어머, 나도 그 일을 생각하고 있었어요."

"그의 말로는 어쨌든 검사를 받는 편이 좋다고 하는군. 이런 일은 빠를 수록 좋은 것 같애."

"그건 그렇지만, 어느 병원에 가야 좋을지 몰라서 망설이고 있었어요."

"그가 근무하는 병원에 가면 좋을거야. 그 병원에서는 불임증 전문의와 뛰어난 선생이 몇 사람이 있어서 그 방면에선 유명하대."

"그래도, 그런 곳은 붐비잖아요?"

"그야, 개업 병원에 비하면 붐비겠지. 그러나, 불임의 원인을 자세히 검사하기 위해서는 여러 가지 설비가 필요하대. 따라서 원인을 알고 치료 단계에 들어가면 가까운 의원이라도 좋지만, 검사만은 설비가 갖춰진 큰 병원에서 받아야 한대. 불임증은 원인을 알면 치료는 큰 병원이 아니더라도 가능한 경우가 많다고 하더군. 어쨌든 검사도, 치료도 느긋하게 가만히 있어서는 안 된대. 그러니까 제일 좋은 방법은 가까이에 신뢰할 수 있는 담당 산부인과의가 있고, 그의 소개로 큰 병원의 검사를 받은 후 삼자의 연휴 플레이로 치료하고 있다는 군.

하긴, 우리들의 경우는 친구가 소개해 주었고, 병원도 그렇게 멀지 않으니까, 처음부터 끝까지 K병원으로 충분하지만……."

"그래요, 즉시 부탁하죠."

"당신이 그렇다면, 언제 가면 좋을지 전화로 물어 볼께."

A씨는 남편이 '당신의 경우'라고 말하지 않고, '우리들의 경우'라고 말한 데에서 의외로 마음이 풀렸다. 아이가 생기지 않은 원인이 A씨에게 있는 듯한 얼굴을 하고 있지만, 마음속으로는 어쩌면 자신에게도 책임이 있을지 모른다고 생각하고 있는 것을 알 수 있었다.

'어떤 복장으로 병원에 가면 좋을까?'

A씨는 이제 완전히 K병원행을 마음먹고 있었다.

□초진 날

A씨가 미리 권유받은 대로 기초 체온표를 1주일 정도 기입해서 그것을 가지고 K병원을 방문한 것은 이미 벚꽃이 지기 시작했을 무렵이었다.

K병원은 교통편은 좋은 편으로 근처뿐만 아니라 상당히 멀리에서도 많은 사람이 진찰을 받으러 찾아 오기 때문에 접수 창구는 9시 전인데도 상당히 혼잡했다.

산부인과 선생은 남편 친구인 내과의로부터 연락을 받았는지, 그녀가 병원을 찾은 이유를 이미 알고 있는 모양이었다. 시키는 대로 기초 체온표를 내밀자 여러 가지 질문을 했다.

이전에 있었던 병의 유무와 생리, 과거의 임신 경험에 대해서는 특히 자세히 질문했다. '당신의 생리 주기는? 그리고 생리 기간은 며칠 정도입니까?' 등이라고 선생으로부터 계속해서 질문을 받자, 그만 당황해서 이전에 충수염 수술을 받은 적이 있었던 사실을 얘기하지 못했다. 이런 정도는 메모해 두었더라면 좋았을걸 하고 A씨는 생각했다.

그리고 나서 화장실에서 채뇨하고 소변 검사를 끝내고 내진을 하게 되었다. 부인과 진찰대에 올라가는 것은 그녀에게 있어서 처음은 아니었지만, 몇 년전의 일이여서 조금 망설이고 있자, 간호사가 친절하게 가르쳐 주었다. 내진을 받을 때는 배에 힘을 주지 말고 편하게 하면 된다고 했다. 그러나, 조금 긴장을 한 탓에 걱정이 되었으나 진찰하는 데는 그다지 시간이 걸리지 않았다. 그 후, 혈액 검사를 위해서 피를 뽑고 초진이 끝났다.

마지막으로 선생은 오늘의 진찰 결과와 앞으로의 계획을 대강 설명한 후, 이렇게 말했다.

"이 병원에서는 불임증인 사람들을 위해서 불임 교실을 열고 있고, 그곳에서 불임 치료에 필요한 지식과 주의점을 교육하고 있으므로 참가해서 교육을 받으면 어떨까요?"

A씨는 즉시 수긍했다. 내친 걸음에 어떤 일이라도 해 보자고 하는 결심이었다.

──제1회째의 불임 교실이 열린 것은 그로부터 3일 쯤 후였다.

한 쪽에 있는 병원 강당은 생각보다 홀륭하고 정면에는 흰 스크린과 마이크도 준비되어 있었다. 수강자는 대부분이 여성으로 여기 저기에 드문 드문 남성이 있는 정도였다. 20세 안팎의 젊은 사람부터 40세 가까운 사람까지 연령층은 다양했지만 모두 조금씩 긴장한 표정이었다.

이윽고 병원 복도에서 언뜻 본 적이 있는 선생이 교실에 들어와서 강의를 하기 시작했다.

불임의 예방은 어떻게 가능한가?

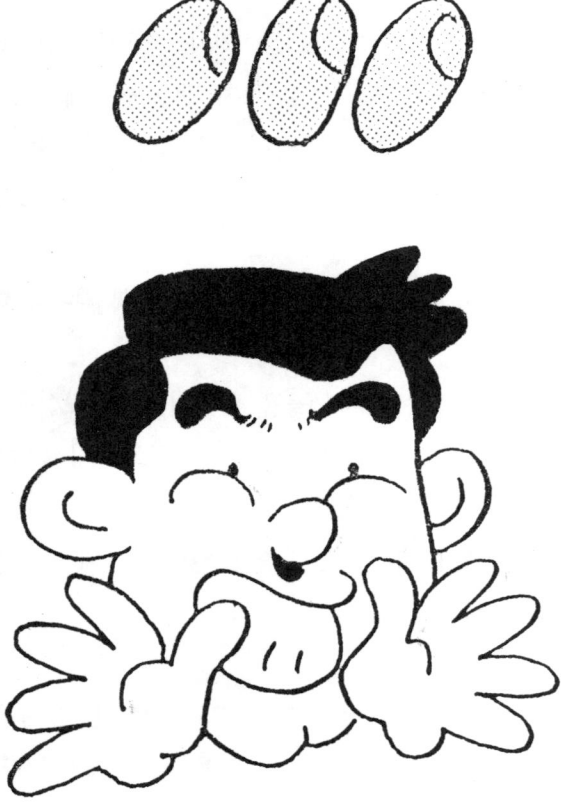

　　불임에는 근본적인 난치병이 있는가 하면, 그렇지 않은 경우도 있다. 우선 불임의 원인을 제거하고 치료해야 겠다는 본인의 마음가짐이 무엇보다 중요하다.

제1장

불임증 예방을 위한
기초 지식

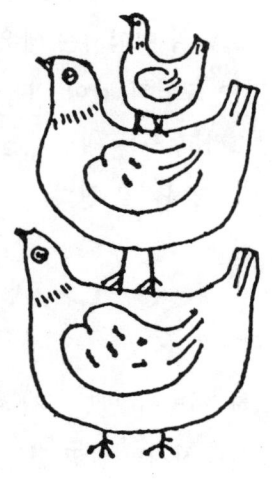

여성 성기의 구조와 작용

그럼, 이제부터 불임 교실의 제1회째 이야기를 시작한다.

이번은 여성 생식 기관의 구조와 작용에 대한 기초적인 이야기이다. 여러분 중에는 그런 것은 아무래도 좋으니까 빨리 불임증 그 자체에 대해서 자세히 듣고 싶다고 생각하는 사람이 많겠지만, '급할 수록 돌아가라'고 하는 속담도 있다. 기초적인 지식을 분별하지 않고 갑자기 불임의 원인이나 치료법에 대해서 알고 싶어하는 것은 자신의 발 사이즈도 모르고 신발 가게에 신발을 사러 가는 것과 같은 경우로 오히려 능률면에서 나쁘다. 어쨌든, 성급하게 애를 태워서는 안 된다. 제2회째 이후의 이야기를 정확히 이해하기 위해서 오늘의 이야기는 매우 중요하다.

그런데, 여성의 생식기는 그림과 같이 외음(外陰)이나 질 등의 소위 외성기와, 자궁, 난관, 난소라고 하는 내성기로 크게 나눠진다.

그럼, 우선 외성기부터 설명하기로 한다.

□ 외성기(外性器)

여성의 하복부에는 피하 지방이 발달해서 언덕과 같이 불룩한 곳이 있다. 이것을 치구(恥丘)라고 하지만 알고 있는 바와 같이 사춘기가 되면 이 부분에는 음모(陰毛)가 발생한다. 여성의 음모는 일반적으로 역삼각형 상으로 발생하는 경우가 많지만 그 중에는 남성과 같이 마름모꼴로 나는 사람도 있다. 물론 어느쪽이 좋다라든가 나쁘다라든가 말할 수는 없다.

대음순(大陰脣)

치구(恥丘) 아래에 있는 좌우 2줄의 두꺼운 피부의 주름을 대음순(大陰脣)이라고 한다. 대음순의 바깥쪽에도 발모하지만 드문드문하고 치구만큼 진하지는 않다.

대음순의 크기나 긴장도(늘어나는 정도)에는 개인차가 크고, 그 색(색소의 침착도)도 역시 여러 가지이다. 일반적으로 젊은, 출산의 경험이 없는 여성은 좌우 대음순이 접근해 있어 내부는 거의 보이지 않는 경우가 많다.

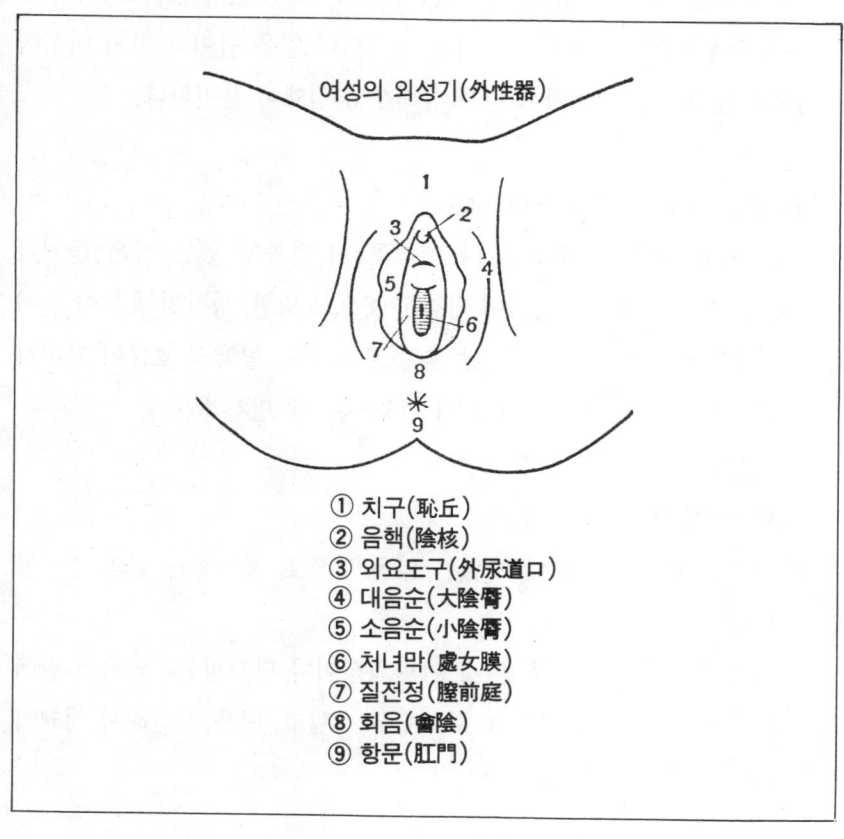

여성의 외성기(外性器)

① 치구(恥丘)
② 음핵(陰核)
③ 외요도구(外尿道口)
④ 대음순(大陰脣)
⑤ 소음순(小陰脣)
⑥ 처녀막(處女膜)
⑦ 질전정(膣前庭)
⑧ 회음(會陰)
⑨ 항문(肛門)

소음순(小陰脣)

대음순 안쪽에 있는 좌우 2개의 비교적 얇은 피부 주름이 소음순이다. 소음순의 모양이나 크기, 색 등은 사람에 따라서 큰 차이가 있다. 자신의 것은 너무 크지 않는가, 모양이 이상하지 않는가, 혹은 색이 너무 검지 않는가 등 걱정하는 사람이 흔히 있지만, 그와 같은 걱정은 전혀 필요없는 경우가 대부분이다.

질전정(膣前庭)

질전정이란 좌우의 소음순(小陰脣)에 둘러싸인 부분을 말하고, 이 부분의 아래쪽에 바르톨린선이라고 하는 분비선이 입을 벌이고 있어 여성이 성적으로 흥분하면 여기에서 엷은 유백색의 점액이 분비된다.

음핵(陰核 ; 클리토리스(clitoris))

외요도구(外尿道口 ; 소변이 나오는 곳)의 위쪽에 있는 작은 돌기가 음핵이다. 이곳은 성적인 자극에 민감한 곳으로 또한, 성적인 흥분이 일어나면 주위의 근육이 수축하여 그곳을 흐르고 있는 혈액의 흐름이 막혀서 그 돌기가 약간 딱딱하고 커져서 더 한층 자극에 민감해진다.

처녀막(處女膜)

질 입구를 부분적으로 막고 있는 얇은 막으로 질전정과 질의 경계를 만들고 있다.

이 처녀막의 모양이나 두께, 강도(탄력성이나 단단함)도 역시 사람에 따라서 매우 다르다. 극히 드물게는 매우 두껍고, 매우 강인해서 성교가 불능이 되는 사람도 있다.

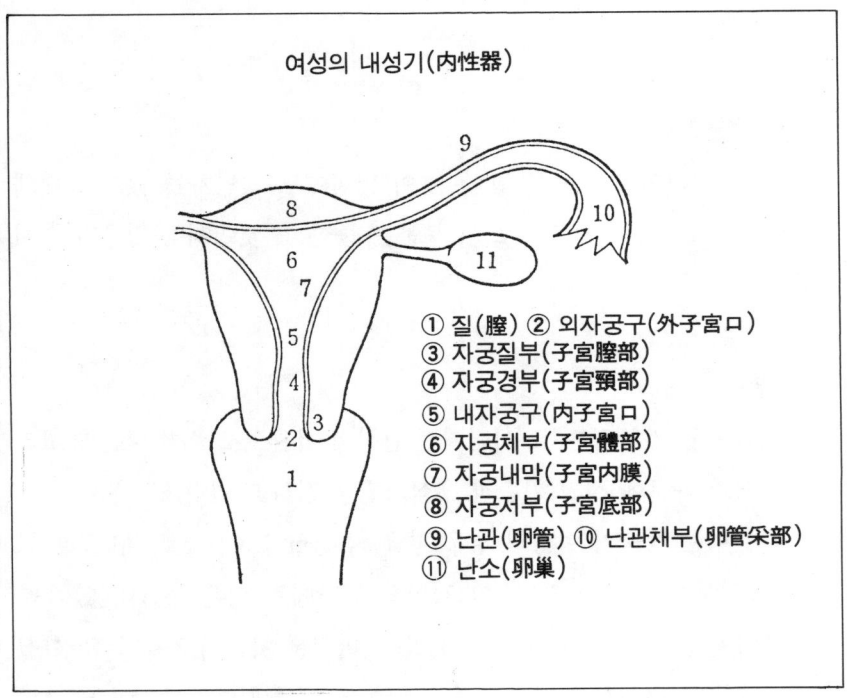

여성의 내성기(内性器)

① 질(膣) ② 외자궁구(外子宮口)
③ 자궁질부(子宮膣部)
④ 자궁경부(子宮頸部)
⑤ 내자궁구(内子宮口)
⑥ 자궁체부(子宮體部)
⑦ 자궁내막(子宮內膜)
⑧ 자궁저부(子宮底部)
⑨ 난관(卵管) ⑩ 난관채부(卵管采部)
⑪ 난소(卵巢)

　일반적으로 처녀막의 일부에는 월경혈이 지나는 정도의 구멍이 뚫려 있지만, 이 구멍이 중심부에 뚫려 있는 것이라든가 또는 작은 구멍이 뚫려 있는 것 등 여러 가지이다.

　처녀막은 보통 첫 성교에 의해 그 일부가 파열되지만 반드시 성교 뿐만 아니라 월경시에 난폭한 치료나 자위, 혹은 의사의 내진 등에 의해서도 파열되는 경우가 있다. 또한, 유아나 소아는 외음이나 질의 염증으로 가려움을 느끼면 이곳을 손가락 끝으로 긁어서 상처를 내는 경우도 있기 때문에 처녀막만으로 처녀, 비처녀를 결정할 수는 없다. 이 반대로 매우 신축성이 좋은 처녀막의 경우는 성교에 의해서도 파열되지 않고 구멍만 크게 뚫릴 뿐으로, 성체험이 있어도 처녀와 같은 모양으로 처녀막이 남아 있는 경우도 있다.

회음(會陰)

항문과 질 사이의 부분을 말한다. 이 넓이에도 개인차는 있지만 대개 3cm에서 5cm 정도가 보통으로 이 부분은 출산 때 찢어지는 경우가 흔히 있다.

질(膣)

위는 자궁구(자궁경부)로 이어지는 관상의 기관으로 출산 때는 태아의 산도가 되기 때문에 성교 기관과 생식기관을 겸하고 있다.

질의 길이는 성숙기 여성의 경우 평균 약 7cm에서 8cm로 내면(질벽)은 모두 점막으로 덮여 있다. 이 질벽의 점막에는 많은 주름이 있어서, 이 때문에 질은 늘어나기 쉽게 되어 있다. 이것은 처녀의 경우 특히 확실하지만, 출산을 경험함에 따라서 혹은 나이를 먹음에 따라서 주름은 적어지고 매끄러워진다.

□ 내성기(內性器)

자궁(子宮)

골반내의 거의 중앙, 방광(膀胱)과 직장(直腸) 사이에 있다. 성숙기 여성의 자궁은 정면에서 보면 마치 서양 바다와 같은 모양을 하고 있으며 전후는 조금 찌부러진 듯한 모양으로 되어 있다. 임신하지 않았을 때의 크기는 작은 계란 정도이다.

자궁의 상부, 3분의 2 정도를 자궁체(자궁체부)라고 하며 하부 3분의

1 정도의 원주상의 부분을 자궁경(子宮頸 ; 자궁경관부)이라고 부르고
있다. 앞에 이야기했듯이 이 자궁경의 하단은 질내로 튀어나와 있고 이
부분을 자궁질부라고 한다.

자궁체의 내부는 공동으로 되어 있지만 이곳은 자궁강(子宮腔 ; 자궁체
강)이라고 한다. 자궁강은, 자궁체부를 전후로 잘라 보면 저변을 위로
한 이등변삼각형으로 되어 있다.

이 자궁강 상단의 양쪽 각 부분에서 각각 좌우의 난관(나팔관)이 나와
있다. 또한, 자궁강의 하단을 내자궁구(內子宮口)라고 하고 거기에서
좁은 관상으로 되어 있는 부분을 자궁협(子宮狹)이라고 하고, 또 그 아래
쪽은 관상(管狀)의 자궁경관이 이어져서 그 최하단, 즉 질강내에 입을
벌리고 있는 곳을 외자궁구라고 한다. 외자궁구에서 자궁강의 가장 윗부
분까지의 길이는 정상 성숙기 여성의 경우 대개 7cm 정도 된다.

자궁의 벽은 가장 안쪽부터 내막, 근층, 외막의 3층으로 되어 있다.
가장 안쪽, 즉 자궁내의 표면은 점막으로 되어 있고 이곳을 자궁내막이라
고 한다. 중간의 근층은 평활근(平滑筋)이라고 불리는 근육층으로 자궁의
대부분은 이 근육으로 되어 있다. 그리고 가장 바깥쪽, 즉 뱃속으로 나와
있는 면은 많은 복막(자궁 외막)으로 덮여 있고 이곳을 외막층이라고
한다.

난관(卵管)

앞에 말했듯이 자궁질의 좌우 상단에서 나와 있는 가는 끈과 같은 관으
로 처음은 거의 똑바로 달리고, 선단에서 아래쪽으로 가볍게 완곡해서
그 아래의 난소를 껴안듯이 하고 있다. 그 길이는 성숙기 여성의 경우
10cm에서 12cm 정도가 보통이다.

　난관의 가장 가는 부분, 즉 내강의 가장 좁은 부분은 자궁의 근육층 속을 달리는 부분으로, 이곳을 난관간질부(卵管間質部)라고 한다. 다음에 좁은 곳은 자궁을 빠져 나간 부분으로 이곳을 난관협부(卵管狹部)라고 한다. 거기부터 끝은 점점 굵어지지만 그 부분을 난관팽대부(卵管膨大部)라고 하고, 선단의 난소를 향해 손을 펴고 있는 듯한 부분을 난관채(卵管采)라고 부른다. 난소로부터 튕겨 나온 난자는 이 난관채에서 빨아올려져서 난관내로 보내어진다.

　더구나, 난관도 내면의 점막층(내막)과 근육층으로 되어 있다.

난소(卵巢)

　긴 쪽은 3~4cm, 짧은 쪽은 3cm 정도의 조금 찌부러진 듯한 타원형의 표면에 요철이 있는 회백색의 장기이다. 딱딱한 끈과 같은 것으로 자궁의 뒤, 옆쪽에 매달려 있고 난관은 이것을 껴앉는 듯한 모양으로 되어 있다.

　난소의 표면은 원주 세포(円柱細胞), 배상피(胚上皮)로 덮여 있고, 소녀기에는 매끄럽지만 사춘기를 지나면 난포나 황체가 표면으로 나오거나, 난표가 찢어져 난자가 튀어 나온 후, 움푹 패이거나 표면이 울퉁불퉁해지지만, 갱년기를 지나고 폐경이 될 무렵에는 난소도 딱딱하게 시들기 때문에 이 요철은 더욱 눈에 띈다.

　더구나 이 난소의 작용에 대해서는, 다음의 여성 성주기 항에서 좀더 자세히 설명하기로 한다.

성주기(性周期)

여성이 사춘기를 지나서 성숙기에 이르면 난소나 자궁내막, 자궁경관점액, 질, 그 외 신체에 배란을 중심으로 한 여러 가지 변화가 주기적으로 나타난다. 이것을 성주기라고 한다.

아이가 생기지 않는 원인은 여러 가지가 있지만, 일반분이 우선 스스로 깨닫고 걱정하는 것은 생리 불순이나 생리통 혹은 기초체온곡선의 흐트러짐이라고 하는 성주기의 흐트러짐이나 이상일 것이다. 실제 문제로서 불임 여성에게는 이것이 많다.

도대체, 정상적인 성주기란 어떤 것일까? 이것은 기본적으로 중요한 문제이기 때문에 조금 자세히 차례대로 설명하고자 한다.

□난소 주기(卵巢周期)

임신하기 위해서 정자와 난자가 필요하다는 사실은 누구나가 알고 있지만, 여성의 난자는 이미 태어날 때부터 난소의 바깥쪽 부분(피질층)에 준비되어 있다. 그렇지만 한 사람 몫으로 성숙한 난자가 아니고, 원시난포(原始卵胞)라고 일컬어지는 난자의 예비군과 같은 모양으로, 이미 어머니의 태내에 있을 무렵부터 난소의 피질층에 늘어서 있다. 그 수는 태어났을 때에 4만 개에서 8만개라고 일컬어지고 있지만 성장함에 따라 적어져서 13, 4세 무렵에는 2~3만 정도가 된다고 한다.

이 원시 난포는 사춘기가 되면 호르몬의 작용으로 성숙하기 시작한다.

이것을 발육 난포라고 하지만 발육 난포의 몇 개는 더욱 발육하고 커져서 난포 전체가 낭포상(囊胞狀 ; 물이 들어간 자루와 같은 것)이 된다.

이것을 포상 난포라고 부르며, 이것이 난소의 표면 가까이 돌출하고 이윽고는 바깥쪽으로 불룩해진다. 이 상태의 난포를 성숙 난포 또는 그룹 난포라고 한다.

이것이 배란이다. 드물게는 동시에 2개 이상의 난포가 파열하는 경우도 있다고 하지만, 보통은 28~30일에 1회, 거의 규칙적으로 일어난다. 이것을 배란 주기라고 하며, 배란까지의 난포 성숙기를 난포기라고 한다.

알고 있는 바와 같이 이 성주기는 성숙기의 여성에게만 해당되는 현상이다. 여성의 성숙기에는 개인차가 있지만 보통 30~35년간 정도이다. 배란이 1년에 12, 13회 일어난다고 상정하여 계산하면 여성의 일생을 통해서 배출되는 난자의 수는 500개가 채 안 된다. 이것은 태어났을 때부터 준비된 원시 난포의 대부분이 성숙 난포→배란이라는 과정을 거치지 않고 발육 도중에서 위축하고 사라져 버린다고 하는 것이다.

그런데 배란이 일어난 후는 황체기에 들어간다. 난자를 감싸고 있던 난포(卵胞)——말하자면 난자의 껍질과 같은 것은, 루틴이라고 하는 물질이기 때문에 노랗게 되는 데에서 황체(黃體)라고 일컬어지지만 이 황체화는 배란 후 2~3일 정도에 완성되고 난자의 껍질은 성숙 황체가 된다.

이 성숙 황체로부터는 난포 호르몬과 황체 호르몬의 2가지가 분비된다. 그리고 먼저 배출된 난자가 정자와 결합해서 무사히 자궁 내막에 착상하면 이 황체는 점점 더 커져서 활발히 황체 호르몬을 분비한다. 이 황체 호르몬이 나오면 신체는 다음의 배란을 멈추고 임신 유지에 전력을 기울인다. 황체 호르몬은 임신 지속에 특히 중요한 역할을 한다.

그러나, 수정이 일어나지 않으면 황체는 10~12일 정도에 차츰 흰 빛을

원시 난포의 발육부터 배란해서 황체가 생기기까지의 과정

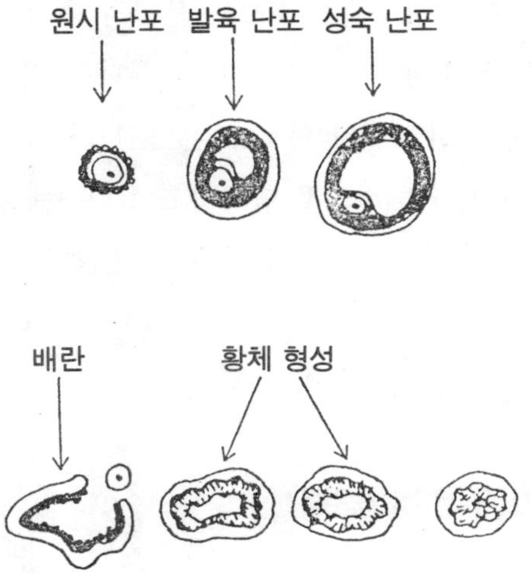

원시 난포   발육 난포   성숙 난포

배란   황체 형성

띠고 움츠러들며, 호르몬도 분비하지 않게 된다. 이와 같이 된 것을 황체에 대해서 백체(白體)라고 부르고 있지만, 이 시기에는 다시 다음의 배란이 준비되고 있다.

더구나, 일반적으로 월경이 규칙적이면 배란도 규칙적으로 일어나고 있다고 생각되기 쉽지만, 반드시 그렇다고 할 수 없는 경우도 있다. 예를 들면, 사춘기는 초경이 있어도 그것과 동시에 배란이 시작되고 있다고는 할 수 없다. 배란이라고 하는 현상은 성적으로 충분히 성숙해야 비로소 개시되는 것으로 많은 경우 초경보다 조금 늦어진다.

이와 같이, 월경은 있어도 배란은 없는 경우를 무배란성 월경이라고 한다. 무배란성 월경은 성숙기의 여성이라도 강한 정신적인 쇼크나 불안, 혹은 환경의 격변이 있을 때에 흔히 볼 수 있다.

이것은 당연한 것으로 배란 주기는 뇌의 직접 지배를 받고 있기 때문이다. 머리의 거의 중앙에 있는 뇌하수체의 전엽(前葉)이라고 하는 부분이 이것을 조절하고 있다. 뇌하수체는 호르몬 분비의 총괄역과 같은 곳으로 여러 가지 호르몬을 분비하고 있지만 그 속의 난포 자극 호르몬(FSH)이 난포의 성숙을 재촉하고 황체와 호르몬(LH)의 황체화를 명령해서 2가지가 중심이 되어 배란의 주기를 담당하고 있다. 즉, 불임이라고 하는 데에는 그 사람의 정신적인 상태와 결코 무관하지 않다. 이 점에 대해서는 불임 교실의 가장 마지막에 심료 산부인과 의사가 좀더 자세히 설명해 줄 것이다.

□자궁내막 주기(子宮內膜周期)

더 이상 설명할 필요 없이 자궁내막도 배란에 따라서 주기적으로 변화를 나타낸다. 간단히 말해서, 월경은 자궁내막의 주기적 변화의 부분적인 표현이다. 이들 변화는 다음과 같이 나누고 있다.

(1) 증식기(增殖期)

월경이 끝날 무렵부터 다음 월경까지의 반 무렵까지는, 자궁내막 속에 가는 관이 많이 만들어져서 내막은 차츰 두꺼워져 간다. 이것을 증식기(增殖期)라고 한다. 이 무렵, 난소에서는 난포가 발육하고 마침내 배란에 이른다.

(2) 분비기(分泌期)

배람이 일어나면 자궁내막은 수정란의 착상에 알맞도록 변신한다. 월경

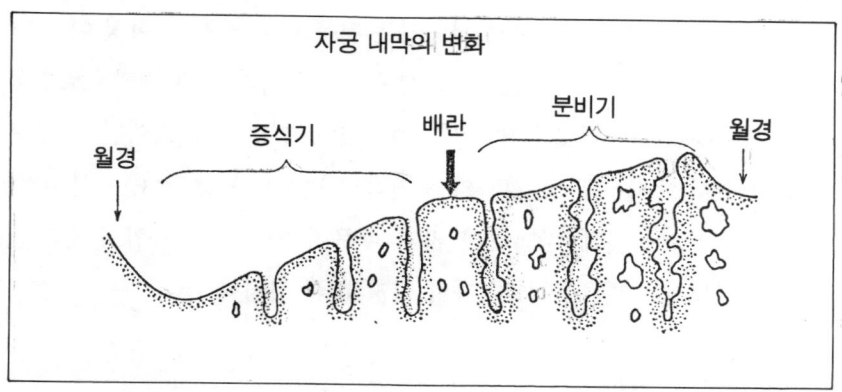

전 무렵이 되면 내막은 두껍고 부드러워져서 점액을 분비하게 되기 때문에 분비기라고 불린다.

(3) 박탈기(剝脫期) 및 재생기(再生期)

수정란의 착상에 따라서 두껍게 되어 있던 자궁내막이 무너져서 출혈이 일어나고, 탈락해서 혈액과 함께 질을 통해서 체외로 배출된다. 그러나 벗겨지는 것은 윗 부분뿐으로 깊은 부분은 남아 있기 때문에 곧 수리가 시작된다.

이 생리적인 출혈(즉 월경;병이나 상처 등으로 인한 부정 출혈과 구별해서 이렇게 부르고 있다)은 여성의 성숙기동안 주기적으로 반복되지만, 임신중이나 출산 후, 혹은 병 등으로 인해 일시적으로 멈추는 경우가 있고, 이것을 무월경(無月經)이라고 한다.

□자궁경관(子宮頸管)의 주기적 변화

자궁경관부(子宮頸管部)에는 끈기 강한 점액이 분비되고 있어 미균 등이 자궁구를 통해서 뱃속으로 상승하는 것을 막고 있지만, 항상 이 상태에서는 정자도 통과하기 어렵다. 그 때문에 배란기가 되면 경관으로부터의 점액은, 양이 늘어나고 투명도도 늘어나고 끈기도 매우 적어진다. 배란에 맞춰서 이와 같은 자궁 경관의 주기적인 변화도 필요하다. 사실 이런 변화가 타이밍에 맞게 나타나지 않기 때문에 일어나는 불임도 있지만 이 점에 대해서는 다른 의사가 다시 설명해 줄 것이다.

□질(腟), 유방(乳房) 그 밖의 주기적 변화

자궁내막의 변화에 비하면 훨씬 소규모가 되지만 질의 점막도 난소 주기의 영향을 받아서 탈락, 재생을 반복하고 있다.

또한, 아는 바와 같이 유방도 월경전이 되면 충혈되어 커지거나 유륜(乳輪)이 거무스름해지는 경우가 있다. 월경이 되면 유방이 붓고 유두가 민감해져서 때로는 통증을 느끼는 사람도 있고, 드물게는 유즙과 같은 분비물이 나오는 경우도 있다.

월경시에 이런 세세한 변화가 나타나면서, 문자 그대로 천차만별로 소변이 잦거나 아랫배나 허리가 아픈 사람도 있다.

전신적으로는 불쾌감이나 피로감, 두통, 식욕 부진을 호소하거나 기분적으로 초조해지거나 우울해지는 사람도 흔히 있다.

월경에 따른 이런 변화가 어디까지 정상이고, 어디까지 이상인지 어려운 문제이지만 통증 그 외의 장해가 강하고 그 때문에 누워야 한다든가 진통제를 사용하지 않으면 참을 수 없는 경우——한 마디로 말하자면 일상 생활에 장해가 생기는 경우(소위 월경 곤란증)는 병적이라고 생각해야 하고 부인과의의 치료나 어드바이스가 필요하다.

임신의 성립

그런데 여러분은 앞으로 여러 가지 불임 검사나 진찰을 받겠지만, 도대체 어떻게 해서 수정이라고 하는 현상이 일어나는지 그리고 어떻게 해서 그 임신이 계속되어 가는지 정상적인 경우에 대해서 잘 알아 둘 필요가 있다. 이야기가 조금 어려워질 지도 모르지만 이번은 그 점에 대해서 설명하고자 한다.

□수정(受精)이라고 하는 것

수정이란 남자의 성세포인 정자와 여자의 성세포인 난자가 하나로 융화해서 새로운 생명이 탄생하는 현상을 말한다.

이 수정 현상은 보통 난관 팽대부에서 볼 수 있다. 물론 그러기 위해서는 배란된 난자와 사정된 정자가 이 장소까지 이동해야 한다.

정자는 스스로의 힘으로 헤엄친다. 성교에 의해 질내에 사정된 정자는, 그 긴 꼬리를 움직여서 자궁내에서부터 난관을 거슬러 올라온다. 이 정자의 움직임의 빠르기는 1분간에 2mm에서 3mm로 외자궁구부터 난관 팽대부까지의 약 20cm의 거리를 나아가는데 70분 정도 걸리게 된다.

한편, 난소로부터 배란된 난자는 우선 난관채의 말미잘과 같은 작용으로 빨아올려져서, 난관내의 섬모 운동에 의해 자궁쪽으로 옮겨진다. 난관 안쪽에는 섬모라고 일컬어지는 잔털이 빽빽이 자라 있고, 그것이 벼 이삭과 같이, 자궁 방향을 향해서 가볍게 흔들리고 있다. 즉, 난자는 정자와 같이 스스로 움직이는 성질은 없고, 이 섬모 운동에 의해 마치 벨트 콘베이어에 실린 것 같은 모양으로 보내어진다. 이 점, 정자는 난관의 섬모 운동에 거슬러 올라가는 것이기 때문에 건강한 것이 아니면 난관 팽대부까지 도달할 수 없게 된다.

또한 그렇게 해서 도착해도 운좋게 난자와 만나지 않으면 수정은 일어나지 않는다. 이것은 난자도 마찬가지로 난관내를 내려 와도 정자와 부딪치지 않으면 수정란은 될 수 없다.

왜냐하면 정자에도 난자에도 수명이 있기 때문이다. 일반적으로 난자의 생존 기간(수명)은 2일간 정도, 정자의 생존 기간은 1주일 정도라고 일컬어지고 있지만 헐트만이라는 학자의 연구에 따르면, 수정하지 않는 난자의 생존 기간은 불과 수 시간, 정자의 수정 능력도 42시간 이내에 상실된다고도 한다.

이런 점에서 생각하면 수정이라고 하는 현상은 성교의 바로 후나, 적어도 수 시간내에 일어나는 것 같다. 물론 그 성교는 배란과 타이밍이 맞아야 한다.

오기노식 피임법으로 유명한 오기노 박사에 따르면 배란은 다음 월경의 제1일째 전날부터 거꾸로 세어서 12~16일에 일어난다. 이것은 세계적으로 유명한 학설로 그것 자체는 올바르지만 그런데 다음번 월경이 되면 그것이 몇 월, 몇 일에 시작되는지 누구나 정확히 예지할 수 없다. 그때까지의 주기로 몇 일 정도일 것이라고 예측할 뿐으로 예정은 어디까지나 예정이기 때문에 이론상의 계산과는 일치하지 않는 경우가 많다. 따라서, 빨리 임신하고 싶은 사람도, 반대로 피임하고 싶은 사람도 이 계산에만 의지할 수는 없다. 또한 그것만으로 간단히 임신할 수 있거나 피임할 수 있다면 고생은 필요 없다.

어쨌든 배란과 사정의 타이밍이 맞았을 경우, 1개의 난자 주위에는 적어도 60개 이상의 정자가 모여 있어 어떻게든 외벽을 찢고 난자 내부에 돌입하려고 공격하기 시작한다. 그리고, 그 속의 행운의 정자가 마침내 목적을 이룬다. 그렇게 되면, 난자는 난황막(卵黃膜)이라고 일컬어지는 것을 만들어서 다른 정자의 침입을 막는다.

이 다음, 난자의 핵과 정자의 핵이 서로 접근하여 완전히 융화해서 전핵(全核)이라고 불리는 것이 된다. 이것을 정란 세포(일반적으로 수정란 혹은 임란(姙卵)이라고 불리는 것)라고 한다. 이렇게 되어 수정이라고 하는 현상이 완성된다.

정란 세포는 수정한 직후부터 눈이 아찔하게 분열, 증식을 반복하면서 더욱 난관내를 하강하고 이윽고 영양(혈액)이 풍부한 자궁 내막에 뿌리를 내린다. 이것을 착상(着床)이라고 한다.

배란부터 착상까지 보통 10일 정도 걸린다고 한다. 이 수정란이 장소를 바꿔서 난관내 등에 착상해 버리는 경우도 있다. 이것이 자궁외 임신으로 이와 같은 경우는 수정은 성립해도 임신의 계속은 불가능하다. 그렇다면, 도대체 임신했다고 하는 것은 수정의 순간을 가리키는지 그렇지 않으면 수정란이 무사히 자궁내막에 착상한 시점을 말하는지 잘 모르게 되지만, 뭐 별로 어렵게 생각하지 않고 수정부터 착상까지의 전경과를 '임신'이라고 생각하면 좋을 것이다.

□남자 아이와 여자 아이가 생기는 이유

지금의 당신은 남자이든 여자이든 빨리 아이를 갖고 싶은 마음이겠지만 어떻게 해서 남녀의 성별이 가능한지 설명해 둔다.

정자와 난자의 염색체

a 정자

①   ②

b 난자

① ②

O : 보통 염색체
■ : X 염색체
▲ : Y 염색체

정자와 난자에서는 염색체의 수가 보통 세포의 반이다.
성염색체에서 보면 난자는 1종류이지만 정자에는
2종류가 있다.

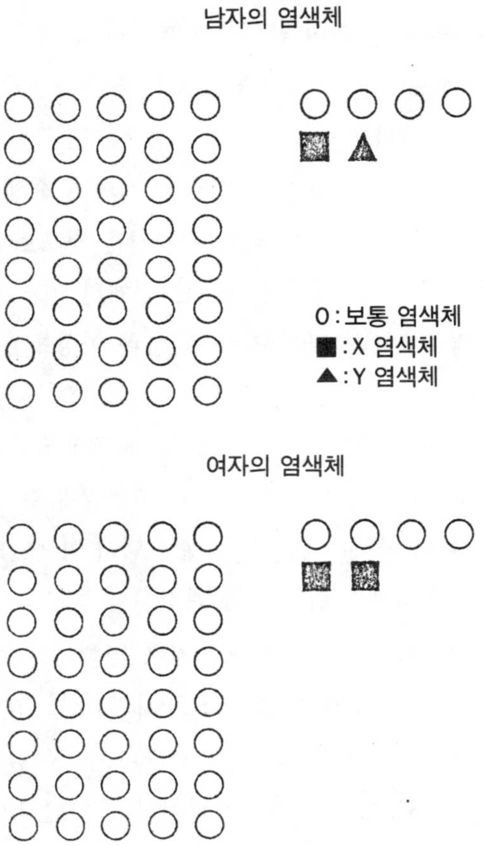

남자의 염색체

0 : 보통 염색체
■ : X 염색체
▲ : Y 염색체

여자의 염색체

인간의 세포에는 46개의 염색체가 있다.
남녀의 성을 결정하는 염색체(성 염색체)는 이 중의 2개로
남자는 X와 Y를 1개씩, 여자는 X를 2개 갖고 있다.

총통계에 따르면 태어날 때에는 남자 아이 105에 대해서 여자 아이 100 정도의 비율이지만 여성 쪽이 남성보다 튼튼하고, 평균 수명도 길기 때문에 자연은 그런 점도 계산에 넣고 남자쪽이 조금 넉넉하게 태어나도록 하고 있는 것일 지도 모른다.

그런데, 우리들 인간의 세포 속에는 각각 46개의 염색체가 포함되어 있다. 이 염색체는 말하자면 전신의 설계도와 같은 것으로 생물에 따라 그 수는 정확히 정해져 있다. 인간의 세포는 신체의 어느 부분을 예로 들어 봐도 46개의 염색체를 갖고 있지만, 남성과 여성에서는 일부분만 그 차이가 나타난다.

그것은 X 염색체, Y 염색체라고 일컬어지는 성염색체로 남성은 X와 Y의 2종류를 갖고 있지만 여성은 같은 X 염색체를 2개 갖고 있다.

소위 성세포──정자와 난자는 보통의 세포와 달리 염색체의 수가 반으로 적어지는 '감수 분열'이라고 하는 것을 경험하고 나서 완성된다. 따라서 남성의 정자는 X 염색체 플러스 22개의 보통 염색체를 가진 것(이것을 X 정자라고 한다)과 Y 염색체 플러스 22개의 보통 염색체를 가진 것(Y 정자) 2종류이다. 이것에 대해서 난자는 모두 X 염색체 플러스 22개의 염색체로 이 조합으로 남녀가 결정된다. 즉, 난자가 X 정자와 결합하면 XX로 여자 아이가, Y 정자를 수정하면 XY로 남자 아이가 된다.

이 X 정자, Y 정자는 모양이나 크기, 운동성, 산에 대한 저항력 등에 다소의 차이가 있다. 소위 남녀아의 구별 출산법은 이 성질의 차이를 이용한 것이지만, 실제 문제로서는 남자 아이가 생기느냐, 여자 아이가 생기느냐는 대부분 우연에 의해 좌우된다. 예를 들면 십원짜리 동전을 던져서 앞면이 나오느냐, 뒷면이 나오느냐의 확률은 이론상은 2분의 1이지만

5회나 10회 정도 던졌는데 뒷면만 혹은 앞면만 나오는 경우가 흔히 있듯이 남자 아이만, 혹은 여자 아이만 태어나는 것도 이상하지는 않다. 그러나, 몇 십만 명, 몇 백만 명의 통계를 내 보면 앞에서 설명한 것처럼 대개 남녀가 반반, 약간 남자 아이가 많이 태어나고 있다고 한다.

□염색체의 이변

매우 드문 일이지만 염색체의 이상이 불임의 원인이 되는 경우가 있다. 이런 사람의 염색체를 조사해 보면 남성의 경우 XY, 여성의 경우 XX이어야 할 염색체의 수가 늘어나 있거나, 염색체의 일부가 부족하거나 더구나 신체의 부분에서 이것이 변해 있거나 하는 경우가 있다.(타나 증후군이나 클라인 펠타 증후군 등)

염색체 이외의 보통 염색체의 이상으로 잘 알려져 있는 것은 흔히 몽고증(蒙古症)이라고 일컬어지는 다운 증후군이다. 이런 염색체의 이변은 불운이라고 밖에 말할 수 없는 예가 많지만 그 중에는 어머니가 고령에 출산한 경우에 많아지는 것도 있기 때문에 연령을 고려해서 가족 계획을 세우는 것이 중요하다.

이상으로 기초적인 이야기는 끝난다. 상당히 어깨가 결린 사람도 계실 것이다.

드디어 본제에 들어가지만 처음에 우선 불임증이란 도대체 어떤 것인지 알고 있는 듯해도 모르는 사람이 많기 때문에 그것부터 생각해 보기로 한다.

염색체 이상은 불임과 어떤 관계가 있는가?

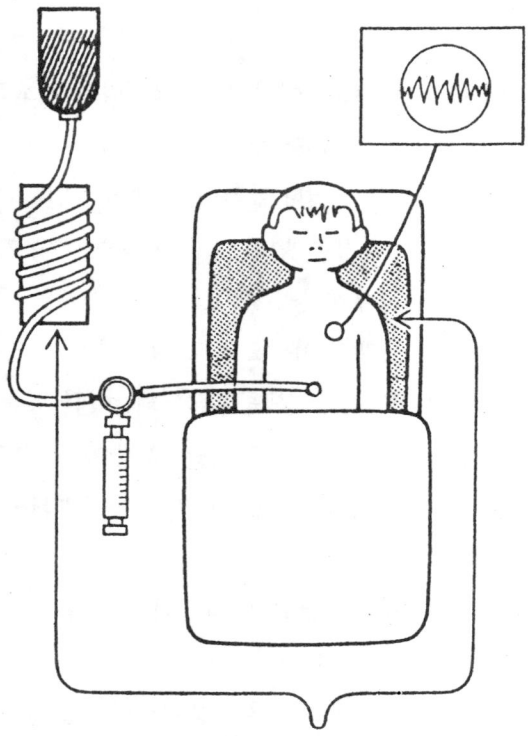

　염색체 이상이 불임의 원인이 되는 경우는 매우 드문 일이지만 가끔씩 발견된다. 이런 환자의 경우, 남성(XY)과 여성(XX)의 염색체 수가 늘어 나 있거나 줄어 있거나 한다.

제 2 장

왜 불임(不妊)이 되는가?

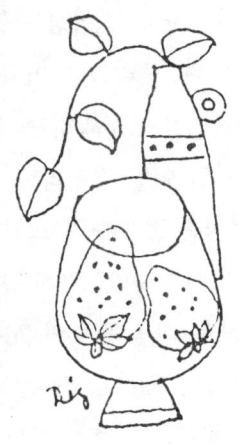

불임증이란

흔히 듣는 이야기이지만 결혼해서 10년이나 15년이 지난 후, 이제 불가능한 일이라는 듯이 포기하고 있을 때, 옥동자가 기적적으로 태어나는 경우가 있다.

불임이라고 하는 말을 문자 그대로 해석하면 임신하지 않는다고 하는 의미가 되지만 이런 이야기를 들으면 임신을 못하는 것인지, 안 하는 것인지 정확하게 알 수 없다. 적어도 그 여성의 월경이 없어질 때까지는 상황을 보지 않으면 결정적인 사실은 말할 수 없게 된다. 또한, 임신은 하지만 반복해서 유산이나 조산이 되어 버리는 여성도 불임증이라고 해야 좋을지 어떨지 이것도 어려운 문제이다. 우리들은 이와 같은 경우 '불육증(不育症)'이라고 부르고 불임증과는 일단 구별하는 경우도 있다.

그러나, 치료면에서 말하자면 어떤 경우라도 치료가 빠른 편이 효과적임은 사실이다. 왜냐하면, 여성은 젊을수록(그래도 한도가 있어서 사춘기에는 매우 빨라도 임신률은 낮아지지만) 임신률이 높다. 불임증의 비율을 결혼했을 때의 여성의 연령으로 산출해 보면 20세 미만에 결혼한 여성에서는 불과 4.3%, 20~24세에서 8.8%, 25~29세에는 14.6%라고 하는 저율이지만 이것이 30~34세쯤에서 결혼한 사람은 21.9%, 35~39세에서는 43.6%, 40세 이상이 되면 73.5%로 오히려 불임이 당연한 일이 된다.

연령 뿐만 아니라 결혼 연수도 관계한다. 결혼 연수가 짧은 젊은 부부일수록 임신률이 높은 경향이 있다.

일반적으로 결혼 1년 이내에 40~60%, 결혼 2년 이내에 70~80%,

결혼 3년 이내에 90%의 사람들이 임신하고 있다. 이것은 아이를 낳은 경우, 대개 결혼 3년 이내에 낳았다고 하는 통계이다.

따라서, 의학적으로는 결혼해서 3년 지나도 임신하지 않는 경우를 일단 불임증으로서 취급한다. 물론 이것은 앞에서 설명한 바와 같이 치료를 전제로 하기 때문으로 치료는 빠르면 빠를수록 좋다. 치료를 생각하면 상황을 보는 것도 3년이 한도라고 하는 의미로 생각해도 좋을 것이다.

이런 이유로 치료는 빠를수록 좋기 때문에 이상하다고 생각되면 결혼 2년 정도부터 의사의 진찰이나 검사를 받아도 전혀 상관없다. 특히, 자신들이 아이가 생기기 어려운 타입인 사실도 모르고 결혼해서 열심히 피임하고 있던 부부는, 가령 헛된 컨트롤 주기가 2년간이라고 하면 그로부터 3년이나 상황을 보고 있으면 결국 결혼 5년째에 겨우 의사를 찾게 된다. 이와 같은 경우, 결단은 특히 빠른 편이 좋다.

불임증의 분류

불임증이라고 하면 대부분의 분은 아이가 생기지 않는 여성을 우선 연상하지만 상당한 비율로 남성에게 원인이 있는 경우가 있다. 정자가 없는 등, 원인이 남성에게 있는 경우를 '남성 불임', 그것이 여성에게 있는 경우를 '여성 불임'이라고 한다. 물론, 어느쪽에 원인이 있는지 확실치 않는 경우, 양쪽에 반씩 정도 원인이 있는 경우도 흔히 있다.

또한, 태어나고 나서 한 번도 임신한 경험이 없는 경우를 '원발 불임(原發不姙)', 과거에 한 번 내지 두 번 이상 임신한 경험은 있지만, 그 이후 불임이 된 경우를 '속발 불임(續發不姙)'이라고 한다.

원반 불임과 속발 불임을 비교했을 때, 많은 것은 원발 불임으로 이것은 속발 불임의 2~3배가 된다.

한편, 치료를 전제로 한 분류에는 '절대 불임'과 '상대 불임'에 있다. 절대 불임이라고 하는 것은 치료의 전망이 없는 것을 말하고, 적당한 치료를 하면 임신할 가능성이 있는 것을 상대 불임이라고 한다. 여러분은 누구나 상대 불임이기를 바라겠지만 그것은 앞으로의 검사 결과 여하에 달려 있다.

원발 불임과 속발 불임이란?

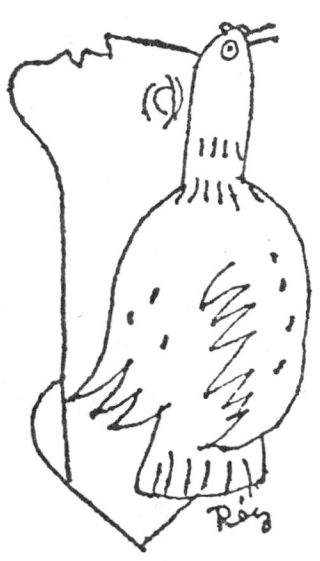

원발 불임(原發不妊)이란 태어나고 나서 아직 한 번도 임신한 경험이 없는 경우를 말하며, 속발 불임(續發不妊)이란 과거에 한두 번 임신한 경험이 있지만, 그 이후 불임이 되는 경우를 말한다.

불임의 원인과 검사

불임증의 원인을 조사하는 검사에는 여러 가지 종류가 있다. 당연한 일이지만 그 검사를 받는 당신의 적극적인 협력이 필요하고 또 일부에는 기초 체온의 측정과 같이 당신 자신이 주가 되어 해야 하는 것도 있다. 의사에 의한 본격적인 검사 방법의 설명에 들어가기 전에 우선 이런 것부터 이야기하고 싶다.

□기초 체온에 대해서

임신할 가능성이 있는지 없는지는 우선 그 여성에게 배란이 있는지 어떤지를 확인해야 한다. 기초 체온표는 이것을 판단하기 위한 중요한 단서로 그 후에 이루어지는 여러 가지 검사도 이 기초 체온표에 따라서 이루진다고 해도 좋다. 그만큼, 여러분은 가능한 한 정확히 측정하고 기입해야 한다. 그러기 위해서는 기초 체온에 대해서 정확히 이해해 둘 필요가 있다. 의사에게 지시를 받았다고 해서 그저 막연히 기입만 한다면 아무래도 잘못이 일어나기 쉽다.

왜 아침에 잠자리 속에서 측정하는가?

여러분 중에는 어째서 기초 체온을 아침, 잠자리 속에서 측정하는지 이유를 생각해본 사람이 있겠죠? 이 이유를 모르고 있으면 예를 들어 남편의 일이나 자신의 장사 관계로 매일 아침, 일정 시간에 일어나지 않는 사람은 도대체 어떻게 해야 좋을지 모르게 되어 버린다. 또한, 기초 체온을 측정하는데 어째서 보통의 체온계가 아니고 특별히 눈금이 작은 기초 체온계(부인 체온계)를 사용하는지 이 점을 이해할 수 없을 것이다.

당신은 아마 병으로 열이 났을 때 이외의, 소위 평열이라고 하는 것은 일정하다고 생각하고 있을 것이다. 그런데, 그렇지 않다. 우리들의 체온은 여러 가지 조건——예를 들면 노동이나 운동, 목욕 혹은 정신적인 긴장이라든가 흥분, 여성이라면 생리 주기 등에 따라서 조금씩 변화하고 있다. 물론 병으로 열이 났을 때와 같은 상하는 아니지만 조금씩 변화하고 있다.

따라서, 이 상태에서 어느 것이 그 여성의 생리적인 체온의 변화인지를 알기 위해서는 가능한 한 특수한 조건을 제외하고 가장 안정된 상태에서 측정할 필요가 있고, 그 의미에서는 아침, 잠이 깨고 즉시 신체나 두뇌를 사용하기 전에 잠자리 속에서 측정하는 것이 뭐니뭐니해도 안전하다.

따라서 장사 등의 관계로 매일 아침 일찍 일어날 수 없는 사람이라도 그 사람 나름의 생활 리듬 속에서 기상시에 규칙적으로 검온하면 되고, 일부러 체온을 측정하기 위해서 일찍 일어날 필요는 없다.

체온계의 눈금을 읽으면 잊어버리기 전에 체온표에 기입한다. 체온의 측정법이나 기입법은 체온표의 뒷면 또는 아래쪽에 설명되어 있으므로 잘 읽고 가능한 한 정확히 측정해서 기입한다. 가끔 월경 주기를 틀리게 기입하는 사람이 있는데, 이것은 연월일 밑에 월경이 시작된 날로부터 1, 2, 3……이라고 기입하고 다음 월경의 첫날부터 다시 제1일째로 되돌아간다. 월경일에는 아래 기입란에 X표를 해 둔다. 또한, 감기, 그 밖에 열이 났을 때, 부정 출혈이 있었을 때 등은 반드시 그 사실을 비고란에 기입해 두어야 한다.

□일반적인 체온 곡선

성숙기의 건강한 여성은 그림①과 같이 전반의 저온기와 후반의 고온기로 나눠지는 경우가 많다.

즉, 월경이 끝나고 나서 일정 기간 36.7° 이하의 저체온이 계속되고 저체온기의 마지막 무렵에 한층 더 낮아지고 나서 36.7° 이상의 고온기에 들어가서 다음 월경까지 계속되고, 월경중에 다시 저온이 된다고 하는 주기적인 변화를 보인다. 저온기, 고온기의 일수는 생리 주기에 따라서 다르지만, 많은 여성들에게 있어서 28일형에서는 14일간의 저온기, 16일간의 고온기가 전형적인 형태이다.

기초 체온의 곡선이 이와 같이 되면 그 사람은 이것에 관한 한은 정상이므로 난소로부터의 배란이 있는 것이라고 일단 생각해도 좋을 것이다. 저온기의 마지막 무렵, 체온이 한층 더 내려간 날이 배란일로 사람에 따라서는 이 배란의 수일전부터 자궁 점액(냉대하라고도 한다)이 늘어나서 외음부에 습기를 느끼거나 배란 때 하복부에 사소한 통증을 느끼는 경우가 있다. 이와 같은 경우가 있으면 반드시 체온표에 기입해 둔다. 다음의 검사나 치료에 매우 도움이 된다.

물론, 이런 배란이 상상되는 것 같은 현상이 없는 사람도 많이 있다. 또한, 기초 체온 곡선 그 자체가 이와 같이 고저 2상성의 전형적인 커브가 되지 않는 분도 매우 많다고 생각되지만, 여기에서는 기초 체온 곡선이 정상적인 커브를 나타내지 않았다고 해서 반드시 절망을 의미하지 않는다는 것이다. 형태가 정상형으로부터 벗어나 있어도 걱정이 없는 것도 있고, 적당한 치료에 의해 임신할 수 있는 것도 많다는 사실만 이야기해 둔다.

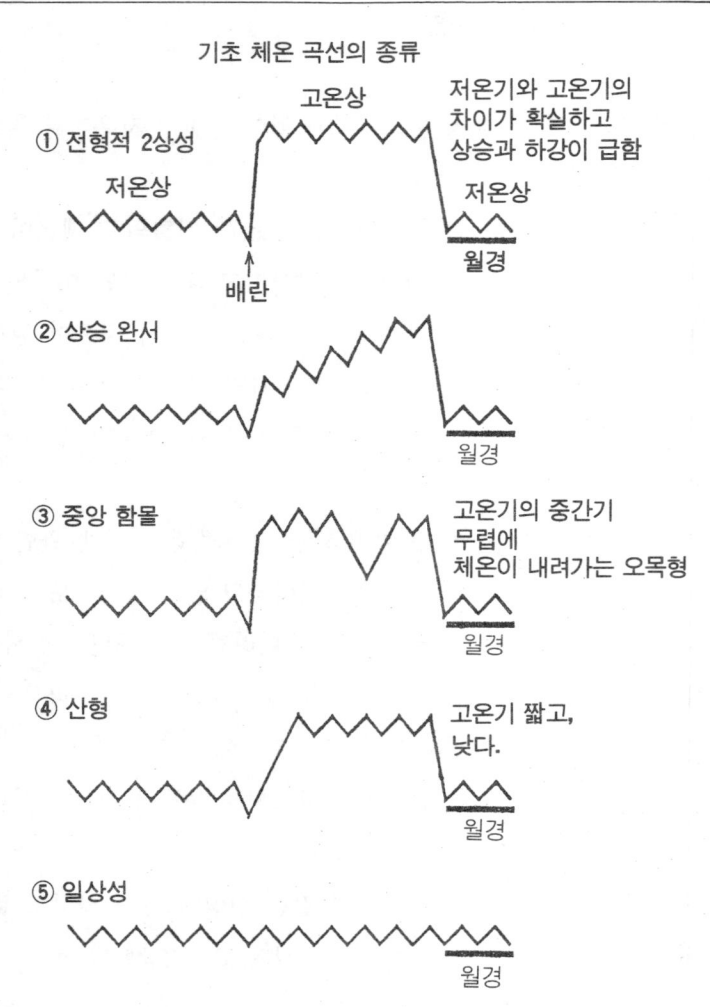

기초 체온 곡선의 종류

① 전형적 2상성

고온상

저온기와 고온기의
차이가 확실하고
상승과 하강이 급함

저온상

저온상

월경

↑
배란

② 상승 완서

월경

③ 중앙 함몰

고온기의 중간기
무렵에
체온이 내려가는 오목형

월경

④ 산형

고온기 짧고,
낮다.

월경

⑤ 일상성

월경

기초 체온표가 ①과 같이 전형적인 정상 커브를 보이지 않았다고 해서 반드시 절망을 의미하지 않는다. 모양은 정상이 아니더라도 걱정이 없는 것도 있고, 적당한 치료에 의해 임신할 수 있는 것이 많다.

□예비적인 조사나 검사

초진 때, 여러분은 담당 의사로부터 결혼한 연령, 그 외 여러 가지 사항을 질문받았을 것이라고 생각한다. 이것은 불임의 원인을 정확히 파악하기 위해서 꼭 필요하기 때문에 만일 잘못 대답했거나 생각해 낼 수 없었던 적이 있었다면 지금부터라도 정확하게 말해 둔다.

복습의 의미에서 다시 한번 체크 포인트를 들어 둔다.

(1) 결혼한 연령, 결혼 연수.

(2) 현재까지의 월경력(초경이 있었던 연령, 월경 주기, 월경통의 유무 등).

(3) 현재까지의 임신 분만력(지금까지 임신하거나 출산한 적이 있는지, 있다고 한다면 그 일시, 횟수와 자연 유산이나 인공 임신 중절의 경험 유무, 그 일시, 횟수 등도 정확히 이야기한다).

(4) 피임하고 있었던 기간의 유무.

(5) 지금까지 불임 검사를 받은 적이 있었는지 유무.

기왕증(旣往症 ; 이전에 걸린 적이 있는 병이나 상처)

(1) 입원을 필요로 한 병.

(2) 입원은 하지 않았더라도 장기간의 통원이나 약, 주사를 필요로 한 병.

(3) 병, 상처에 의한 수술(특히 복부 수술을 받은 적이 있는 사람은 반드시 그 사실을 알려 준다. 교통 사고라도 골반 골절 등을 경험한 분은 잊지 않고 이야기해 주기 바란다).

(4) 제왕 절개 등.

이런 과거의 병이나 상처 중에서 특히 문제가 되는 것은 결핵성 질환(이것에 걸린 적이 있는 사람은 투베르쿨린 반응이 양전한 시기나, 치료 기간 등을 가능한 한 정확히 이야기한다. 늑막염도 마찬가지이다.) 복부의 염증(복막염이나 충수염 등), 인공 임신 중절이나 자궁외 임신, 난소 낭종 등의 수술도 정확히 이야기한다. 이런 사실을 정직하게 말해 주지 않으면 서로 쓸데없는 시간이나 수고를 들여야 한다. 또한, 이상은 과거의 일이지만, 현재 치료중인 병이나 상처가 있으면 물론 그 사실을 의사에게 알려 주어야 한다. 병명은 모르지만 뭔가 신체적 증상이 있는 경우도 이야기해 준다.

전신의 일반 검사

신장, 체중, 제2차 성징(유방, 음모의 발육도 등), 선천성 기형의 유무, 혈액형(Rh 검사 등), 말초혈 검사, 소변 검사, 혈청 매독 반응, 혈침, 흉부 뢴트겐 검사, 갑상선 기능 검사 등을 한다.

그리고 내진에 의해 외음이나 성기의 발육 상태, 위치의 이상, 병의 유무 등도 조사한다. 불임을 호소하는 사람을 진찰하면 자각 증상이 있는지, 어떤지는 접어두고 난관염이나 그 주위의 유착, 자궁 발육 부전, 자궁 근종, 자궁 질부의 진무름, 질염, 외음염, 자궁의 위치 이상(후굴 등)이 발견되는 경우도 있다. 이 중에는 불임증 그 자체의 치료와는 별도로 치료해 두어야 하는 것도 있다.

이상의 사실을 충분히 조사하고나서 드디어 본격적인 불임증 검사에 들어간다.

□본격적인 검사

여러 가지가 있지만 여기에서는 병원에서 실시하고 있는 순서에 따라서 설명하기로 한다.

(1) 자궁 내막 조직 검사

이 검사는 배란의 유무나 자궁내막의 작용, 상태를 알기 위해서 하는 것이지만 동시에 결핵 등에 의한 염증의 유무라든가 암성 변화의 유무 등도 이것에 의해 알 수 있다.

검사의 시기로는 수정란의 착상에 중요한 내막 조직의 변화를 보기 위해서, 가장 확실히 알 수 있는 월경의 2~3일 전이 좋지만, 황체 기능 (황체 호르몬의 작용 상태)이 조금 나쁜 정도의 것을 알기 위해서는 기초 체온의 고온기 중간쯤이 적당하므로 보통 고온기에 들어가서 7일째 무렵에 이 검사를 실시하고 있다.

방법은 우선 내진과 소식자(消息子 ; 끝이 가볍고 완곡한 가는 막대)로 자궁의 위치와 크기를 확인하고나서, 큐레트라고 불리는 기구를 자궁 내에 넣고 내막을 가볍게 문지르듯이 해서 그 일부를 채취하여 현미경으로 조사한다. 이 검사는 시간도 짧고 통증도 거의 없기 때문에 두려워하지 말고 안심하고 받는다.

(2) 월경혈 결핵균 배양 검사

이 검사는 내막 조직 검사가 끝나고 다음 월경의 첫번째 날에 실시한다. 보통 내막 조직 검사 후, 수일 지나고 나서이지만 월경이 오후에서 밤 사이에 시작된 경우는 다음날에, 이른 아침에 시작된 것이라면 그 날에 실시한다. 병원에 가서 질 내의 월경혈을 주사기나 스포이트로 조금 뽑아 내는 것이기 때문에 까다로운 것은 아무 것도 없다.

병원에서는 채취한 이 혈액을 멸균시험관에 넣고 결핵균 배양 검사를 시작한다. 이 혈액을 결핵균이 번식하기 쉬운 특별한 배지에 옮겨서 2개월 정도 매주 조사한다. 만일 조금이라도 그 속에 결핵균이 있으면 그것이 번식하여 황색이나 회백색의 건조한 알맹이가 나올 것이고, 2개월이 경과해도 이 변화가 나타나지 않으면 음성이고, 의심스러운 경우에는 몇 번 반복해서 실시한다.

(3) 난관 통과성 검사

난관내가 난자를 통과시킬 만큼의 넓이가 되는지 어떤지——즉 난관의 통과 상태를 조사하는 검사로 이것에는 가스나 물을 통과시켜 보는 방법과 난관내에 조영제(造影劑)를 넣고 뢴트겐으로 보는 방법 등이 있다.

● **묘사식 난관통기법(루빈 테스트)**——이것은 우리들이 통기(通氣)라고 부르고 있는 검사법이다. 자궁질내에 탄산가스를 보내면 그것이 단속적으로 난관내로 흘러 들어가고 그때마다 자궁내압에 변화가 일어난다. 이 압력의 변동을 기계가 종이 위에 곡선으로써 기입해 간다.

가스를 주입하기 시작하고 나서 하복부 좌우에 청진기를 대면 '슈——슈——'하는 소리나 부글부글하는 소리가 들린다. 이 소리가 들린 쪽의 난관은 가스가 지나고 있다고 생각해도 좋지만, 그것만으로 단정할 수는 없다. 이 검사 후 복막의 자극 때문에 어깨 쪽에 통증을 느끼면 난관이 뚫려 있다고 생각할 수 있다. 이 통증은 난관을 통해서 가스가 뱃속으로 보내져서, 가슴과 배를 막고 있는 막을 자극하기 때문에 일어나는 것이므로 여러분의 입장에서 보면 기쁜 통증이라고도 말할 수 있을 것이다.

더구나, 가스가 지나가지 않는다고 해서 반드시 난관이 막혀 있다고는

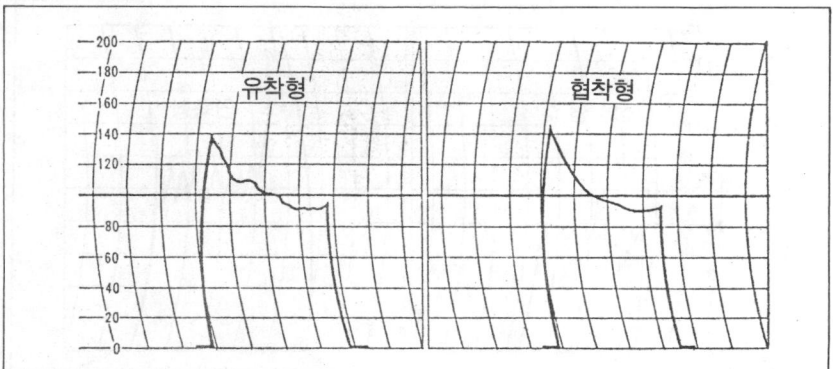

할 수 없다. 난관은 정확히 뚫려 있어도 본인이 긴장하고 있거나 불안감을 갖고 있으면 난관이 수축해서 가스의 통과를 나쁘게 하는 경우가 있다. 이것은 기계가 그리는 통기 곡선의 모양으로 짐작할 수 있다. 통기 곡선의 커브는 정상형, 연축형, 유착형, 폐쇄형 등으로 나눠진다.(윗 그림)

(4) 자궁 난관 조영법

일반적으로 난관 조영이라고 불리는 검사법으로 조영제(옥도화합물)를 자궁질 내에 주입해서 이것이 난관을 거쳐 복강내로 흘러나갔을 때의 상태를 뢴트겐으로 보는 방법이다.

이것에 의해 난관의 통과 상태, 만일 막혀 있는 곳이 있으면 그 장소, 난관의 길이, 주행 상태, 자궁강의 크기나 모양, 유착, 경관 무력증(자궁구가 느슨하게 벌어져 있는 상태)의 유무 등을 알 수 있다.

난관 검사를 받을 때는——가스에 의한 검사도, 뢴트겐에 의한 검사도 월경 주기의 7~8일째(보통 월경이 끝난 후, 2~3일째에 해당한다)가 적당하다.

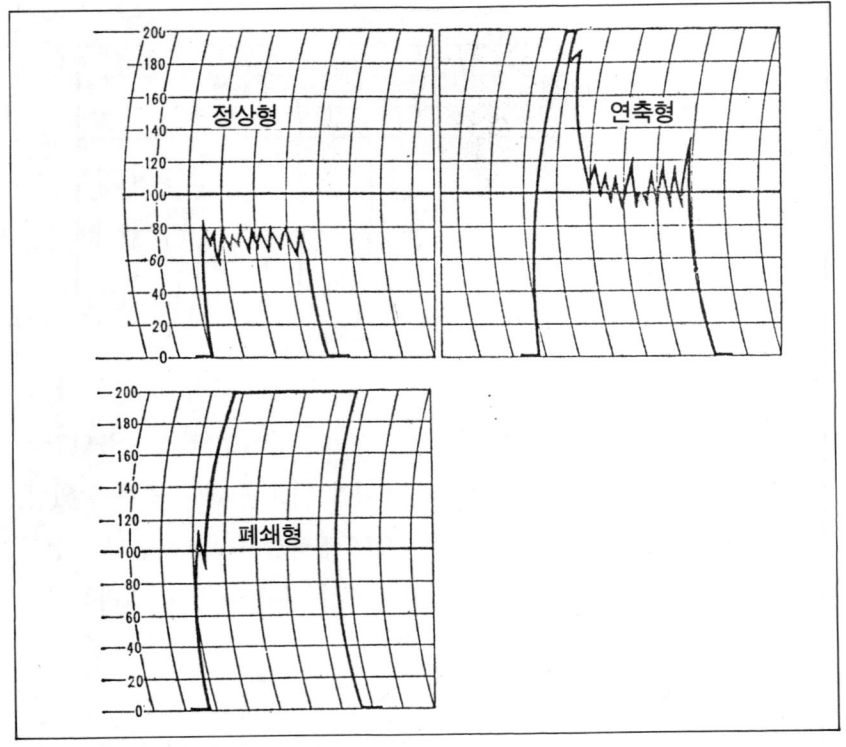

뢴트겐 검사의 직전에는 배뇨, 배변이 필요하고 뱃속은 가능한 한 텅 비게 한다. 변이나 가스가 뱃속에 고여 있으면 뢴트겐 사진에 그것이 찍히기 때문에 좋은 사진이 불가능해지고 정확한 진단이 어려워진다.

또한, 이 검사 후 일부의 사람이지만 구역질을 일으키는 경우도 있기 때문에 검사 전의 식사(예를 들어 오후에 검사가 있으면 점심 식사)는 삼가하도록 한다.

뢴트겐에 의한 검사는 첫번째 검사가 행해진 다음날 다시 한번 이루어진다. 첫 검사에서 주입한 조영제가 뱃속에 어떻게 흩어지고 있는지를 보기 위해서이며, 이것에 의해 난관을 중심으로 한 유착의 유무, 난소 낭종 그 외의 종류(부스럼)의 유무 등을 판단한다. 이 뢴트겐 사진의 읽는 법(판단 방법)은 상당히 어렵다.

더구나, 난관 검사에서는 검사후의 부작용을 막기 위해서 약(항생물질)을 처방하기 때문에 검사를 받은 날로부터 잊지 않고 복용하도록 한다.

(5) 경관 점액 검사

자궁경관부(입구)의 분비물은 월경이 끝나면 차차 그 양과 투명도를 더해간다. 그 피크를 이루는 때는 배란일로 양도 현저하게 많아지고, 무색 투명하고 끈기도 적고 물과 같이 깨끗해진다. 평소는 자궁구로부터의 세균 상승을 막고 있는 경관점액이 이와 같은 상태가 되어 정자가 통과되기 쉽도록 하는 것이다. 따라서, 이 점액을 조사함으로써 반대로 배란의 유무나 배란일을 측정할 수도 있다.

보통 경관액을 주사액으로 빨아내어 유리판에 얹어 건조시켜서 현미경으로 들여다보면 배란일 가까이에서는 깨끗한 양치 잎과 같은 결정을 볼 수 있다. 이것은 점액 속에 포함되어 있는 염분에 의한 것으로 배란일이 지나면 양치상의 결정도 무너지고 양도 급격히 감소하고 탁해진다. 그와 동시에 기초 체온도 저온에서 고온으로 이행하기 때문에 배란을 알 수 있다.

더구나, 배란기에는 세균 감염이 일어나기 쉬워지지 않을까? 라고 걱정하는 사람도 있겠지만 정자는 통과시켜도 세균은 체크하는 매우 오묘한 구조로 되어 있기 때문에 이 걱정은 할 필요가 없다.

(6) 정액 검사

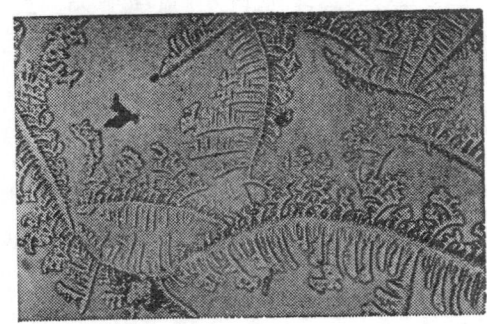

경관 점액은 배란일
가까이가 되면
예쁜 주름의
잎 모양이 된다.
(현미경 사진)

이미 이야기했듯이 불임 원인의 상당 부분이 남성쪽에 있고, 그 비율은 20~50%에 이르고 있어 정액 검사도 매우 중요하다.

검사에 사용하는 정액은 대개 5일간 정도 금욕한 후 채취한 것이 적당하다. 검사일 아침, 이것을 깨끗이 씻어서 말린 적당한 용기(크림의 빈병 등 주둥이가 넓은 것)에 손으로 담아서 검사를 받는다. 이 경우, 콘돔을 이용하는 것은 좋지 않다.

또한, 채취한 정액을 따뜻하게 하거나, 차게 하면 정자가 죽거나 운동성이 저하되기 때문에 주의해야 한다. 어쨌든, 검사는 채취 후 30분 내지 3시간 정도 사이에 실시할 필요가 있기 때문에 그 예정으로 채취한다.

정액 검사에서는 정액의 양, 정자의 수, 운동률, 기형률 등을 현미경으로 보게 되지만 이 점에 대해서는 나중에 자세히 설명하기로 한다.

(7) 후나 테스트(성교 후 검사)

이것은 자궁 경관 점액과 정자와의 상성을 보는 검사이다. 부부 모두 달리 이상이 없는데, 이 상성이 나쁘기 때문에 정자가 통과하기 어려워 아이가 생기지 않는 예도 있기 때문이다.

이 검사는 배란일에 실시한다. 따라서 그 전 5일간 정도는 성생활을 삼가하고 당일 아침, 성교를 하고 30분 정도 휴식한 후, 병원에 간다. 우리들은 질내, 경관내, 자궁강내의 3군데로부터 내용을 채취해서, 그 속의 정자수나 운동성을 현미경으로 조사한다. 이 때, 경관내에 10여 개의 건강한 정자가 있고, 자궁강내의 정자가 움직이고 있으면 검사는 합격이다.

——이상으로 불임증의 검사에 대한 설명을 마무리한다. 여기에서 중요한 사실은 지금까지 설명한 각종의 검사는 일단 모두 실시할 필요가 있는 것이다. 어떤 종류의 검사에서 이상이 발견되면 모든 원인이 여기에 있다고 믿고 다른 검사를 그만둬 버리는 사람이 있지만 이것은 잘못된 생각이다. 어떤 검사에서 이상이 발견되어도 검사를 계속해 보면 또한 다른 중요한 원인을 알 수 있는 경우도 적지 않다.

그럼, 제1회의 불임 교실을 이것으로 마치고자 한다.

□꽃잎

불임 교실의 강의 내용은 A씨가 이미 여성 잡지의 의학 기사 등에서 읽은 적이 있는 부분도 있었지만, 슬라이드를 이용한 구체적인 설명이었기 때문에 매우 알기 쉽고 그녀의 눈에는 신선한 것으로 비쳤다.

병원에서 나오자 조용히 비가 내리고 있었다. 비를 맞고 나풀나풀 날아 떨어지는 꽃잎은 그 한 잎 한 잎에 역할을 다 완수한 것같은 기쁨을 감추고 있는 듯이 보였다.

A씨는 오랫만에 정신을 집중했기 때문에 조금 피곤했지만, 무언가 열심히 했다는 것에 대해 뿌듯함을 느꼈다.

상당히 많은 여러 가지 검사가 있음을 알고, 그녀는 새삼 놀랐다. 이

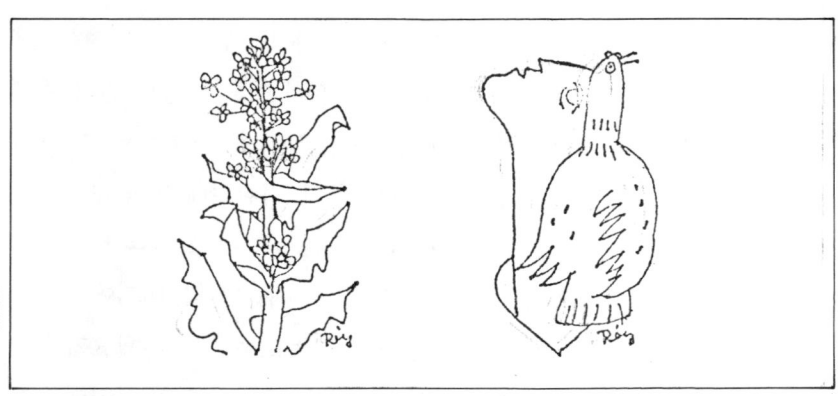

검사를 다 끝낼 날을 생각하자, 요트로 세계 일주 여행을 떠나려고 하고 있는 사람의 마음과 비슷한 느낌이었다. 그러나 할 만큼 해 보자——A씨는 그렇게 결심했다.

그로부터 2주일 지났다. 그 동안에 A씨가 끝낸 검사는 하나뿐이었다. 그것은 자궁의 내막검사로 아주 조금 따끔했을 뿐이었다.

병원에 다니기 시작한지 15일 이상이 지났으나, 진찰은 2회뿐이고, 본격적인 검사는 한 가지 밖에 받고 있지 않다. 그런 상황은 그녀의 처음의 기세를 얼버무리는 듯이 되어 그녀를 조금 애타게 했다.

검사는 그 사람의 주기에 맞추어 차례대로 한다——그것을 충분히 알고 있지만, 차라리 매일 병원에 들러서 검사를 빨리 끝내 버리고 싶은 그런 마음이 앞서 버린다. 따라서 오늘, 불임 교실에 나간 것은 검사가 아니더라도 그녀에게 부과된 의무중의 하나가 빨리 해결되는 것을 의미하기 때문에 그녀에게 있어서는 그 내용 이상으로 중요한 의미를 가지고 있었다.

병원까지는 교통편이 편리해 A씨는 생각보다 빨리 병원에 도착했다. 그러나, 교실안에는 이미 반 수 이상의 동료가 와 있고, 지난 시간에 보아

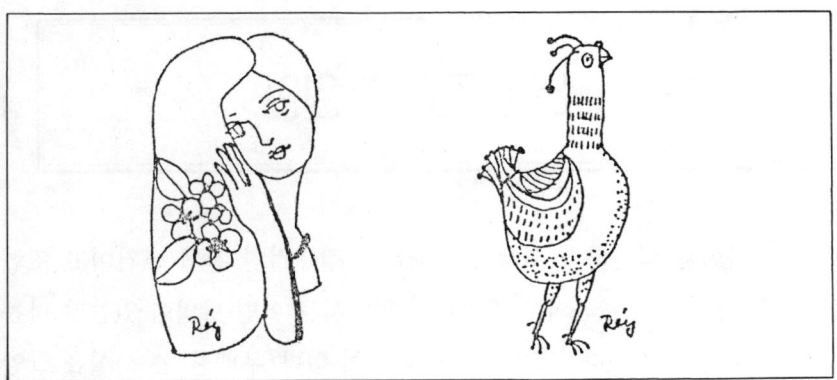

낯익은 얼굴도 몇 명 볼 수 있었다.

　오늘은 각각 기초 체온표를 지참하라고 했기 때문에 교실 여기 저기에서는 그것을 펴고 진지한 표정으로 들여다 보면서 작은 소리로 이야기를 나누고 있는 풍경을 볼 수 있었다.

　A씨는 자신의 체온표에 내심 자신을 갖고 있었지만 옆에 앉아 있는 S씨의 체온표를 보고 마음이 조금 동요되었다. S씨는 30세를 조금 넘은 느낌의, 침착한 사람으로 그의 체온표는 몇 년분의 것을 연결하여 둘둘 두루마리처럼 말고 있었다. 체온은 하루도 빠짐이 없이 정확히 적혀 있고, 여기 저기에 간단한 기술이 있어 문자 그대로 S씨의 연표가 되고 있었다. 그것에 비해 A씨의 체온표는 1장의 반도 차지 않는데다, 군데 군데 빠져 있었기 때문에 좀 부끄러운 생각이 들었다.

　이윽고 전시간에 강의했을 때와는 다른 의사가 들어와서 제2회의 불임 교실이 시작되었다.

배란 장해의 원인

지금까지는 임신하기 위해서는 배란이 절대적인 전제 조건이고 또한 그 배란이 있는지 없는지를 확인하기 위해서는 어떤 방법이 있는가 하는 얘기를 들었을 것이다. 그것에 의해 배란이 없다(무배란)는 사실을 알았을 경우, 어떻게 해야할지 이번에는 그점에 대해서 생각해 보도록 하자.

무배란의 원인은 호르몬이 관계하고 있는 만큼 매우 복잡하다. 따라서 한 사람 한 사람에 대해서 그 원인을 모두 확실하게 아는 것은 어려운 경우가 적지 않지만 주요 원인을 들어 보기로 한다.

□뇌하수체의 이상

뇌하수체는 난포의 발육을 재촉하는 호르몬(난포 자극 호르몬이나 황체의 형성을 재촉하는 호르몬(황체 형성 호르몬, 황체 자극 호르몬), 혹은 부신, 갑상선을 자극하는 각종 호르몬 분비의 총사령부와 같은 곳이기 때문에 여기에 이상이 생기면, 난소가 정상이라도 배란이 일어나지 않고 월경도 나오지 않게 된다.

뇌하수체의 작용이 저하되는 병으로 잘 알려져 있는 것은 시몬즈병이다. 이 병은 월경만 멈추는 것이 아니라 다른 곳에도 특징적인 증상이 나타난다. 또한 출산 때의 대출혈 등으로 인한 쇼크로 뇌하수체가 빈혈을 일으켜서, 조직의 일부가 죽으면 소위 시한 증후군이 나타나 체중이 줄고, 머리털이나 음모가 빠지고, 월경이 나오지 않게 된다. 또한, 하수체에

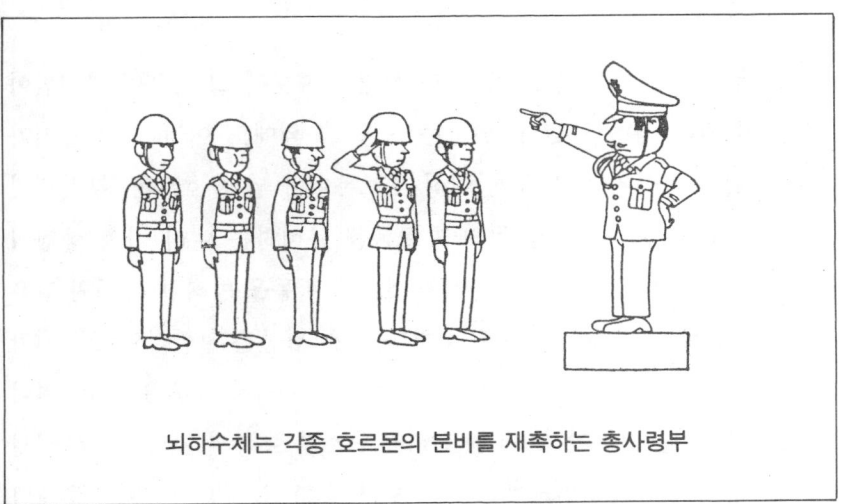

뇌하수체는 각종 호르몬의 분비를 재촉하는 총사령부

종양 등이 생기면 그 작용이 방해받아 배란 장해를 일으킨다. 예를 들면, 프렐리히병(비반성 성기 발육 부전증)이라고 해서, 매우 빠른 시기에 월경이 없어지고, 자궁이나 외음부의 강한 발육 부전, 혹은 고도의 비만을 보는 경우가 있다.

이 종양에 대해 의문나는 사항이 있으면 뢴트겐 사진을 찍는다. 이와 같이 하수체에 병이 생긴 경우는 유감스럽게도 임신이 매우 곤란하다.

□난소의 이상

난소의 이상으로는 선천성 난소 그 자체가 없는 경우, 정상이라면 태아 때 이미 만들어져 있어야 할 원시 난포가 없는 경우와, 원시 난포는 있어도 그 수가 적고 이것이 발육하지 않는 선천성 이상도 드물게 있다. 이런 사람은 난소 뿐만 아니라 자궁도 없다. 있다고 해도 엄지 손가락 크기에 불과하고, 경우가 많아서 치료에 의해 배란을 일으키는 것은 매우 어려운 듯하다.

이것에 대해 난소에 종양(종기)이 생겼기 때문에 그 작용이 방해받아 무배란이 되는 경우도 있다. 난소는 낭종 그 외에도 여러 가지 종기가 생기기 쉬운 곳이지만, 드물게 여성 호르몬이나 남성 호르몬, 부신피질 호르몬에서 갑상선 호르몬 등의 호르몬을 분비하는 여러 가지 종양이 생기는 경우가 있고, 이것이 정상적인 호르몬 활동을 방해한다. 이와 같은 경우는 수술로 그 종양을 제거해야 한다. 난소 낭종은 일반적으로 무배란의 원인이 되지는 않지만, 크기가 클 경우에는 역시 수술을 하는 편이 좋을 것이다. 난소의 이상으로는, 이 외 난소가 보통의 2배, 3배로 커져 배란을 방해하는 스타인레벤타르 증후군 등도 있지만, 이것은 치료의 항에서 이야기하기로 한다.

□ 갑상선의 이상

갑상선의 병으로는 입술이 붓고, 안구가 돌출하는 바세도우병이 잘 알려져 있지만, 이것은 갑상선의 작용이 이상하게 높아진 경우로, 이 반응에 그 작용이 저하하는 병도 있다. 어느 경우나 배란의 작용에 악영향을 미쳐서 배란이 스무드하게 되지 않기 때문에 불임이 되기 쉽다.

갑상선에 관계된 불임인지 아닌지는 오늘날에는 아이소포프에 의한 진단법이 있기 때문에 곧 조사할 수 있다. 갑상선의 작용에 이상이 있을 경우, 특히 저하되고 있는 경우에는 갑상선 호르몬제를 이용함으로써 배란을 일으키는 데에 성공하는 경우가 있다.

□ 부신피질의 이상

부신피질의 이상에는, 작용이 비정상적으로 높아지는 커싱 증후군과, 반대로 저하되는 애드슨병이 있지만, 증상이 심해지면 모두 배란 장해나 월경 이상이 생긴다.

커싱 증후군일 경우에는 그 원인이 종양(종기)이라면 수술로 그것을 제거하던가, 방사선 요법 등이 사용된다. 애디슨병에는 부신피질 호르몬제를 이용한다.

부신의 병으로는 사춘기 또는 그 후에 여성의 음핵이 남성의 음경(陰莖)과 같이 커지고, 음모와 다리의 털도 남성과 같이 진해지는 것이 있어, 이것을 부신성기 증후군이라고 한다. 이 경우, 배란이 없고, 임신도 할 수 없기 때문에 부신의 일부나 음핵의 절제, 부신피질 호르몬제의 대량 투여라는 치료가 필요하지만 아주 드문 병이기 때문에 걱정할 필요는 없다.

□심인성 무배란(심리적인 것이 원인인 무배란)

배란이 환경의 변화나 감정 등에 좌우된다는 사실은 상당히 이전부터 알려져 있다. 예를 들면 전쟁 중에 남편을 전쟁터에 내보낸 부인의 월경이 불순해지거나 때로는 월경이 멈춰 버리는 경우가 흔히 있었다. 또한, 지방의 평화스러운 마을에서 자란 사람이 취직이나 입학 등으로 대도시의 생활을 시작할 때, 월경이 불순해지고 휴가 그 외에 귀향하면 다시 순조로워지는 경우도 흔히 있다.

흔히 '단념 임신'이라고 해서 오랫동안 불임에 시달리고 있던 부부가 자신들의 아이를 포기하고 양자를 들이기로 하자, 느닷없이 임신이 되는 경우도 있다. 이것은 아이를 갖고 싶다는 정념이 스트레스가 되어 호르몬의 균형을 깨뜨려서 불임의 원인이 되고 있었다고 생각된다.

우리들의 마음, 감정이라는 것은 호르몬의 작용, 즉 성주기에 크게 영향을 미친다. 월경 이상이나 무배란이 환경이 크게 변한 시기와 일치할 경우에 그 원인은 심인성의 것일지도 모른다.

이 경우는 심료 산부인과 등 그 방면의 전문의에게 진찰을 받고 자세한 심리 테스트나 성격 테스트 등에 의해 마음속에 깊이 숨어 있는 문제점을 찾아 내도록 하는 것이다. 아무에게 이야기할 수 없었던 깊은 고민을 털어놓은 후, 배란이 일어나고 월경을 보는 경우가 흔히 있다. 또한, 자율훈련법(제5장 참조)이라는 마음의 체조를 반복해서 실시한다든가, 최면요법을 받는다든가 때로 자율신경차단제, 정신안정제 등 약을 사용함으로써 문제가 해결되는 경우도 있다. 물론, 원인에 따라서는 전거(轉居)나 전직(轉職)이 필요해지는 경우도 치료상 나타난다. 이 중에는 신경성 식욕부진증이라고 해서 위장병도 아닌데 식욕이 없어지고 점점 여위어 월경이 없어지는 예도 있다. 이와 같은 경우의 원인은 가정이나 직장에서의 불만이라든가 대인적인 고민이 방아쇠가 되고 있는 경우가 많기 때문에 차분히 시간을 들여서 이들 문제를 해결해야 한다.

□비만증

살찐 여성에게 월경 이상, 무배란 등이 보통 사람보다 많다. 또한, 그때까지 남다른 사람과 비슷한 체중이었던 사람이 갑자기 점점 살이 찌기 시작하고, 그것과 동시에 월경이 불순해지거나 멈추는 경우도 있다.

비만의 원인으로서는 운동 부족의 단순한 것부터 원인을 파악하기 어려운 것까지 여러 가지가 있지만, 치료 방법으로서는 어쨌든 감식으로 체중을 줄이는 것이 제일 좋고, 때로는 약을 사용함으로써 월경이 순조로와져 배란이 일어나는 경우도 있다.

□염색체 이상

이미 이야기했다고 생각되지만 염색체란 세포속에 포함되는 전신의 설계도와 같은 것이다. 이 중, 특히 남녀의 성별을 결정하는 것을 성염색체라고 해서 남성은 X 염색체와 Y 염색체, 여성은 2개의 X 염색체를 갖고 있고, 수정시의 조합에 의해 남자 아이, 여자 아이가 결정된다. 앞에 설명한 제1장을 참조하여 성염색체에 이상이 생기면 여러 가지 병이 나타나지만 여성의 경우, 대부분 무월경, 무배란이 된다.

여기에서 반음양(半陰陽)을 언급해 두도록 한다. 진짜 반음양은 고환과 난소 양쪽(조직)을 갖추는 것을 말하며, 매우 드문 경우이다. 외성기는 남성형, 여성형, 중간형으로 여러 가지이고 염색체의 타입에도 남, 녀의 2종류가 있다. 더구나, 염색체의 타입과 외성기의 형태는 반드시 일치하지는 않고 또 대부분이 불임인 것 같다.

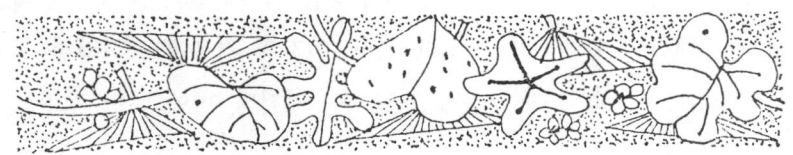

배란을 일으키는 방법

배란이 없고, 가령 있어도 순조롭지 않는 경우의 원인에 대해서 대？
생각해 보았지만, 다음에는 그 치료법에 대해서 이야기해 보고자 한다
이 치료에는 여러 가지 방법이 있고 무배란의 원인에 따라서 적절히 나누
져 있다.

□ 약에 의한 방법(약물 요법)

배란을 재촉하는 수단으로써는 가장 흔히 이용되고 있는 요법이다.
사용하는 약은 물론 호르몬에 영향을 주는 것이 가장 많지만 경우에 따라
서는 다른 약도 사용된다.

(1) 호르몬제

불임증이라고 하면 곧 난포 호르몬과 황체 호르몬이 머리에 떠오르겠지
만 배란을 일으킬 목적으로 이 2가지의 호르몬이 이용되는 경우는 그렇게
많지는 않다.

• **난포 호르몬(에스트로겐)** ──동물 실험에서는 이것을 장기간, 대량으
로 투여하면 난소를 위축시키지만, 적당량을 이용하면 간뇌나 하수체를
자극해서 배란이 일어나는 경우가 있다. 인간의 경우에도 적당한 양을
사용해서 배란이 일어나는 경우도 드물게는 있지만 이 에스트로겐만으로
는 좀 어렵다.

불임증에서 이 호르몬이 사용되는 것은 무배란이나 배란은 있지만 황체의 작용이 나빠서 아이가 생기기 어려운 여성에 대해서이다. 이와 같은 사람에게 데포제(1번의 주사로 장기간 효과가 있도록 유성으로 하고 있는 제제)를 이용해서 일시적으로 잠깐 동안 난포 호르몬을 억제하면 다음 주기에는 '반동 현상'으로 배란이 일어나거나 황체의 작용이 좋아지거나 한다.

또한, 이 호르몬은 경관점액의 분비를 재촉시켜 양을 증가시키기 때문에 일단 배란은 있지만 남편의 정자와 경관점액의 상성이 좋지 않은 경우에도 이용된다. 이것에 의해 후나 테스트(성교 후 검사)의 결과가 좋아지고 임신하는 경우도 있다.

● **황체 호르몬**——난포 호르몬과 마찬가지로 이것만으로 배란을 일으키는 것은 어렵다. 이전부터 이루어지고 있는 방법에는 우선 난포 호르몬을 7~10일간 사용하고 계속해서 이 황체 호르몬을 같은 정도 주는 카우프만 요법이라고 하는 것이 있다. 생리가 불규칙적인 사람에게 2가지의 호르몬제를 교대로 주고 인공적으로 규칙적인 주기를 완성해서 몇 주기동안 반복하고 있는 사이에 자연적으로 배란이 일어날 것이다. 그것을 기대하는 치료법이지만 그다지 좋은 성과는 거두지 못하고 있다.

따라서, 이 황체 호르몬도 배란을 일으키기 위해서라고 하기 보다는 배란 장해의 정도를 판정하는 것과, 배란은 있어도 황체의 작용이 좋지 않기 때문에 임신하기 어려운 사람에게 이용되는 경우가 많다. 황체 호르몬은 자궁내막의 상태를 좋게 해서 수정란의 착상을 돕거나 황체 기능 부전을 위한 조기 유산을 막기 위해서 사용한다.

● **고나도트로핀**——성주기를 완성한다는 점에서 난소로부터의 호르몬(난포 호르몬, 황체 호르몬)은 말하자면 전선 사령부와 같은 것으로, 주역

을 맡기 위해서는 뭐니뭐니해도 뇌하수체로부터의 고나도트로핀(난포 자극 호르몬, 황체화 호르몬)이다. 이 하수체로부터의 지령 호르몬과 같은 성질의 약을 사용해서 성주기를 만들고, 배란을 일으키려고 하는 것이 고나도트로핀에 의한 치료법이다.

난포 자극 호르몬의 작용을 가진 이 물질은 이전에는 흔히 임신중인 암말의 혈청으로 만들어진 것(임마혈청성(妊馬血淸性) 고나도트로핀, P·M·S)이 이용되었지만 말의 혈청은 인간에게 있어서 이종 단백이기 때문에 이것을 사용하고 있는 사이에 면역이 생겨서 점점 효과가 없어지는 결점이 있었다. 그래서 인간의 하수체로 만든 것(H·P·G)도 한때 사용되었지만 재료에 한정이 있어서 양산할 수 없다. 그러나, 다행히 갱년기 여성의 소변 속에 다량의 고나도트로핀이 포함되어 있기 때문에 이 연령층인 사람의 소변을 많이 모아서 여러 가지 화학적 처리를 가해서 만들어진 것(H·M·G)이 나오고 있다. 이것은 훨씬 효과가 있는 데다가 면역이 생겨서 차츰 효과가 없어지는 결점도 없기 때문에 H·M·G의 출현은 무배란성 불임의 사람에게 큰 복음이라고 할 수 있을 것이다.

한편, 황체화 호르몬과 같은 작용을 하는 물질은 인간의 태반으로 만들어진 것(H·C·G)이 이용된다. 따라서 이것에는 이종 단백의 걱정은 없다.

이 난포 자극 호르몬제와 황체화 호르몬제는 각각 단독으로 이용되는 경우도 있고 2가지를 조합해서 사용되는 경우도 있다. 보통은 기초 체온의 변화나 그 사람의 경관점액량, 주름상 결정의 완성 상태 등을 매일 보면서 주사한다. 단독으로 사용하느냐, 조합해서 사용하느냐는 경관점액의 분비 상태로 난포의 발육 정도를 생각해서 결정한다.

어쨌든, 이 치료법에 의해 거의 배란을 일으킬 수 없었던 중증의 사람

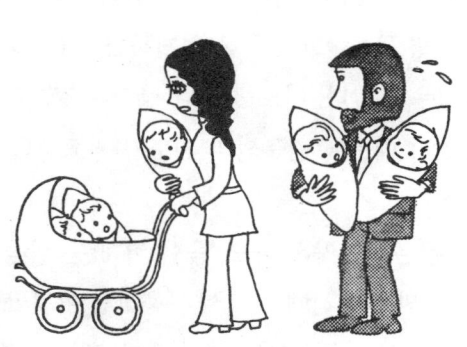

네쌍둥이, 다섯 쌍둥이 등의 경우
고나도트로핀이 원인이 되는 경우가 있다.

도 치료가 가능해지게 되었다. 그러나 H · M · G는 작용이 강한만큼 부작용도 많다. 남용하면 난소가 급격히 팽창하고, 때로는 난소가 아기의 머리 정도로 커져 강한 복통을 일으켜 개복 수술을 필요로 하는 경우도 있기 때문에 이 치료는 반드시 전문의에게 맡길 필요가 있다.

또한, 이 치료법의 또 하나의 문제점은 과잉 배란이라고 해서 난자가 한 번에 2개나 3개가 배란되어 쌍생아나 그 이상의 다태 임신이 되는 경우도 적지 않다. 신문이나 텔레비전 등이 전하는 네 쌍둥이, 다섯 쌍둥이의 출산은 이 약이 원인인 예가 적지 않다. 그 뿐만 아니라, 이 치료를 받기 위해서는 보통 10일 이상 계속해서 통원할 필요가 있고, H · M · G가 매우 고가라고 하는 문제점이 있다.

따라서, 이 방법은 난관이나 정자 등 그 외에는 이상이 없고, 다른 방법으로는 도저히 배란을 일으킬 수 없는 사람에게 해당되는 비장의 카드라고 생각해야 할 것이다.

● **갑상선 호르몬**——이 점에 대해서는 이미 이야기했지만 갑성선의

기능이 저하해 있는 경우는 이 작용을 좋게 하는 약을, 반대로 항진하고 있는 경우(바세도우병 등)는 그 작용을 억제하는 약(억제제)을 사용해서 배란을 일으키는 경우가 있다. 어느 경우나 상당히 장기간 복용할 필요가 있지만 부작용이 있기 때문에 전문의의 지도가 필요하다. 특히 억제제는 신중히 사용해야 한다.

● **부신피질 호르몬**——이 약은 다모, 음핵 비대 등 남성화 경향이 있는 불임증에 효과적이지만 장기간에 걸쳐서 사용하면 이것 또한 무서운 부작용이 생기기 때문에 역시 신중히 이용해야 한다. 또한 오랫동안 사용하면 부신의 작용이 쇠약해져서 신체의 저항력이 약해지기 때문에 이 치료를 받고 있는 사람은 수술 등 때, 반드시 이 사실을 의사에게 말할 필요가 있다. 이 점은 천식이나 류머티즘 등으로 이 약을 사용하고 있는 사람과 같다.

(2) 호르몬제 이외의 약

● **크로미드**——이것은 배란을 일으키는 약으로, 고나도트로핀(H·M·G)에 이어서 효과가 있고, 내복할 수 있다는 이점도 있고, 매일 통원할 필요도 없기 때문에 널리 사용되게 되었다.

이 약은 가끔 난소가 크게 붓는다든가 때로는 한 번에 2~3개의 배란을 유발할 우려가 있다고 하는 문제점이 있다. 단, H·M·G 정도는 아니다. 그대신 H·M·G라면 가능성이 있는 중증 무월경(황체 호르몬을 주어도 반응하지 않는 것)의 사람에게 이 약으로 배란을 일으키는 것은 거의 무리이다. 크로미드로 배란을 기대할 수 있는 것은 무배란성 월경(월경은 있지만 배란은 없는 경우)이라든가 경증 무월경(황체 호르몬에 반응하는 것)의 사람으로 이와 같은 사람에게는 월경 주기 7일째 무렵부터 5~7일간 내복하도록 한다. 1일 1정(50mg)으로 배란이 일어나지 않는 경우에는 1일 2정, 3정으로 양을 늘림으로써 성공하는 경우가 있고, 또한 다음 주기에는 약을 사용하지 않더라도 자연 배란을 기대할 수도 있다.

● **F6066(섹소비트)**——크로미드에 비해서 난소가 붓는 부작용의 걱정은 없고 그런 의미에서는 안전하지만 배란을 일으키는 효과는 크로미드보다 떨어진다. 그러나, 임신율은 그다지 나쁘지 않다고 알려져 있다. 따라서, 우선 이 약을 사용하고 그것이 효과가 없으면 크로미드, 크로미드가 안 되면, H·M·G 등의 고나도트로핀 요법을 실시하는 순서로 배란을 유발하는 것이 이치에 맞는 방법이라고 생각한다.

F6066의 사용법은 크로미드와 대개 같고, 보통 월경 주기의 7일째 무렵부터 1일 4~6정을 5~7일간 계속해서 복용한다. 그것에 의한 배란은 복용 중에 일어나거나, 복용 후 2주일 이상 지나서 일어나거나 여러 가지 경우가 있기 때문에, 보통 1주일 동안은 상황을 본다.

● **정신안정제, 자율신경차단제**——이들 약은 일반적으로 노이로제나 자율 신경 실조증(갱년기 장해 등)이라고 하는 주로 신경병에 사용되는 것이지만 사람에 따라서는 이것으로 배란을 일으킬 수도 있다. 배란과 자율신경 중추가 깊은 관계가 있음은 이전부터 알려져 있고, 정신안정제나 자율신경 차단제에 의해 이 관계의 리듬을 조정해서 배란을 일으키려고 하는 것이다. 가장 좋은 것은 우선 자율신경의 기능 검사를 하고 나서, 약의 종류를 결정하고 이용하지만 좀 성가시기 때문에 이 검사는 빼고 치료를 시작하는 경우도 있다.

● **기타**——이미 이야기했듯이 극단적으로 살이 찌면 배란이 방해되지만, 비만이 병에 의한 것이라면 식사 제한과 함께 적당한 약을 사용해서 그것을 치료할 필요가 있다.

또한, 사람에 따라서는 혈액 순환을 좋게 하는 약을 사용해서 간뇌나 하수체의 작용을 높임으로서 배란이 잘 일어나는 경우도 있다.

□방사선 요법 등

자율신경중추가 있는 간뇌와 하수체는 배란이라고 하는 점에서 중심적인 존재로, 여기에 이상이 일어나면 다른 호르몬의 작용에도 이상이 생기는 것을 가끔 이야기해 왔다. 이 간뇌 내부의 이상을 뢴트겐이나 전기 자극 등으로 조정하는 경우도 있다. 두 방법 모두 얼굴의 관자놀이 부근에서 조사하지만 고통은 없다. 간뇌 뢴트겐 조사에서는 1회에 60~100 뢴트겐 정도의 소량을 1~2주일의 간격으로 4~6회 조사한다. 전기 자극은 주 2회, 1회당 약 6분간 약한 전류를 흘린다.

더구나, 예전에는 40~60 뢴트겐 정도로 난소에도 조사를 실시해서 배란 유발을 시험한 경우도 있었지만 건전한 아이를 낳는다는 점에서 문제가 있어 현재는 실시하지 않고 있다.

□수술

무배란에 의한 불임 중에는 난소에 간단히 메스를 가함으로써 문제가 해결되는 것도 있다.

이것은 앞에서도 이야기한 스타인레벤타르 증후군의 하나로 난소의 표면 껍질이 두꺼워져서 난소 전체가 보통의 2~3배로 커져 있는 경우이다. 이와 같은 사람은 동시에 월경도 불순이고 다소 비만 기미가 있어 때로는 수족, 음부 등의 털이 남성처럼 진합니다.

선결 문제로서는 난소가 크고, 표피가 두껍게 되어 있음을 확인하는 것이다. 이것들은 보통의 진찰이나 뢴트겐 검사에서도 어느 정도 알 수 있지만, 확실한 진단을 내리기 위해서는 복강경(腹腔鏡 ; 골반 내시경)에 의해 직접 눈으로 볼 필요가 있다. 수술전에 이 진단이 나오면 대부분의 수술은 성공하고 배란을 일으켜서 임신하는 것이 가능하다. 복강경 검사는 마취를 하고 실시하기 때문에 진단이 확정하면 그대로 수술할 수 있다.(복강경 검사의 자세한 설명은 제3장 참조)

수술은 난소의 일부를 쐐기 모양으로 잘라 내서 꿰매 맞추는 간단한 것(난소 설상절제술(卵巢楔狀切除術)이다. 어째서 이와 같은 간단한 수술로 배란이 일어나게 되는가에 대해서는 난소의 혈액 순환이 좋아지기 때문이라든가, 효소의 관계가 개선되기 때문이라든가 일컬어지고 있지만 확실한 것은 아직 밝혀지지 않았다.

이 수술에 의해 일어나는 배란은 H·M·G 등 배란유발제에 의한 배란과 달리 반복성이 있다고 하는 것이 큰 특징이다. 약에 의한 배란은 그 때뿐인 경우가 많지만 이 수술에 의한 배란은 한 번 일어나면 그 후에도 자연히 반복되므로 임신의 기회도 그만큼 많아진다. 우리들의 병원에서는 지금까지 십수 명의 환자에 대해서 복강경으로 스타인레벤타르 증후군을 진단한 후에 수술을 실시했지만, 그 대부분이 반복성이 있는 배란을 일으키는 데에 성공하여 잇달아 임신한 경험을 갖고 있다. 이 사람들 중에는 2명, 3명 아이가 생겨서 이제 더 이상 임신하면 곤란하다는 이유로 불임 수술을 희망하고 온 분도 있었을 정도이다. 어쨌든 스타인레벤타르 증후군에 의한 불임에는 수술이 가장 좋고, 수술 후에 배란 유발제가 효과가 있게 된 사람도 있다. H·M·G조차 일으킬 수 없었던 배란이 이 수술로 일어난 예도 있다.

□심리 요법(心理療法)

정신적인 것이 원인인 무배란 불임은 단지 약을 복용하거나, 주사를 맞는 것으로는 해결되지 않는다고 서술했지만, 이와 같은 경우는 그 방법의 전문의에게 고민과 고통을 모두 털어놓고 정신면의 지도를 받을 필요가 있다. 이 점에 대해서는 이 후의 제5장에서 심료산부인과 의사의 자세한 이야기가 있기 때문에 그 부분을 참조하기 바란다.

이상으로 나의 강의를 끝마치고자 한다. 여기서는 무배란의 원인과 치료에 대해서 이야기했지만, 배란이 있어도 임신할 수 없는 경우도 있다. 이것보다 난관에 통과 장해가 있어서 임신할 수 없는 사람 쪽이 많다.

다음에는 이 난관 장해에 대해서 설명하고자 한다.

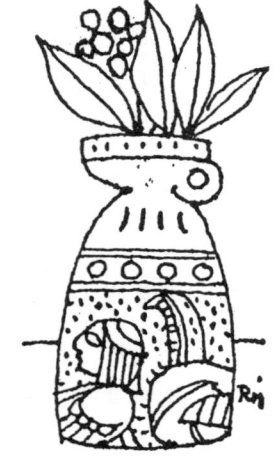

정신적인 것이 원인이 되는 무배란 불임은 단순히 약을 복용하거나 주사를 맞는 것만으로 해결되지는 않는다. 이러한 무배란 불임은 심리 요법으로 치료해야 한다.

나는 이렇게 해서 불임의 고민을 해결했다

□난소 수술에 성공해서 임신

가정주부(30세) ○○○씨

나는 초경 이후 1년에 1~2회 밖에 멘스가 없었고 결혼해서 2년 정도도 같은 상태였다. 직업이 간호사였기 때문에 기초 체온표를 기입해 본 결과 저온기밖에 없었기 때문에 가까운 병원에서 진찰을 받고 호르몬 치료를 받았지만 멘스만 있을 뿐 무엇을 해도 배란은 일어나지 않았다.

그 병원에는 상당히 끈기 있게 다녔지만 여전히 같은 치료만 반복했기 때문에 과감히 병원을 바꾸기로 했다.

옮긴 병원에서는 자궁난관 조영술과 남편의 정액 검사를 실시하고, 이상이 없음을 진단한 후에 배란을 일으키는 치료를 해 주었다. 마침 그때 F6066이라고 하는 신약이 나와 즉시 복용했지만 반 년 정도 지나도 아직 고온기가 나타나지 않았다. 병원 선생님은 스타인레벤타르 증후군이라는 병일지도 모른다고 하면서 입원해서 복강경 검사를 받도록 권유했다. 나는 어떻게 해서든 아이가 갖고 싶었기 때문에 남편과 상담해서 과감히 그 권유에 따랐다.

검사를 전신 마취를 했기 때문에 아무것도 몰랐지만, 다음날 '당신의 난소는 크고, 매우 단단했기 때문에 수술을 해 두었고, 그런 난소에서는 약이나 주사로 배란을 일으키는 것이 아마 무리였을 것이다. 이 수술로 배란이 잘 되면 좋겠어.'라고 의사가 말했다.

입원하고 있었던 기간은 10일 정도였지만, 퇴원 후 얼마되지 않아 기쁘게 체온이 높아졌다. 나는 수술 후에 미열이 아닐까라고도 생각했지만 고체온은 10일 정도에 갑자기 떨어지고 출혈이 일어났다. 그때까지의 출혈과는 달리 하복부가 아파 곧 병원에 간 결과 의사는 기초 체온표를 보면서 '아무래도 수술이 잘 된 것 같군요. 뇌막 검사로 확인해 봅시다.'라고 했다. 수일 후, 그 내막 검사에서도 배란이 있었던 사실이 확인되고 나서 나는 뛸듯이 기뻤다. 그리고, 완고했던 무배란이 그 후에는 자취를 감추고 자연적으로 배란이 반복되어 1년 후에는 염원이던 임신이 되었다.

□호르몬 요법에서는 치료되지 않았던 나

가정주부(28세) ○○○ 씨

나는 초경이 13세살에 있었지만, 그 후의 생리는 불순으로 1년에 5회나 6회가 고작이었다. 고교시절은 비교적 순조로와서 매월 1회 있었지만 양이 적고, 색도 갈색이었다. 한때, 해수욕에 가기 위해 생리를 늦추는 약을 복용한 결과, 그 후 1년 반이나 생리가 멈춰 버린 경우가 한 번 있었다.

20세 때, 여전히 생리가 불순인 사실을 걱정한 어머니의 권유가 있어서 어느 대학 병원에서 진찰을 받았다. 그 때 내가 무배란임을 알았다. 그 때부터 한 달에 1번, 황체 호르몬의 정제를 복용하고, 주사를 맞게 되었다. 그 후, 생리는 순조롭게 있게 되었다. 그것을 3년 가까이 계속하였더니 이전에는 무배란이라도 있었던 생리가, 이제는 약을 복용하지 않으면 전혀 나오지 않게 되어 버렸다. 그 때 고교 시절에 생리를 연기하는 약을 복용해서 생리가 없어졌던 사실을 생각해내고 3년간의 호르몬 치료가 오히려 나빴던 것은 아닐까 라고 걱정하기도 했다.

생리가 전혀 없다는 것은 매우 열등감을 낳는 일이다. 자신이 여자가 아닌 게 아닐까? 결혼 자격이 없는 게 아닐까? 등이라고 상당히 고민했다. 그래도 '괜찮다, 당신과 같은 경우라도 결혼해서 아이를 낳은 사람이 많이 있다. 자신을 갖고 결혼하자'라고 하는 지금 남편의 말에 용기를 얻어 24세 때, 결혼했다. 그러나, 결혼한지 1년 가까이가 되어도 이전과 같은 상태(무배란 무월경)였기 때문에 다시 다른 어느 큰 병원에 다니기 시작했다. 여기에서도 오버 호르몬이라고 하는 주사와, 체온을 올려 출혈을 일으키는 주사를 맞거나, 약을 복용해서 상당히 끈기 있게 부지런히 다녔지만 전혀 배란은 일어나지 않았고, 강력한 배란 유발제인 H · M · G 나 크로미드도 나에게는 아무런 효과가 없었다.

2년 정도 계속 다녔을 무렵, 주치의가 병에 걸린 것을 계기로 나도 병원을 잠시 쉬었다. 그런데 그 동안에(물론 약은 아무것도 사용하지 않았다) 마치 오버 호르몬 주사를 맞았을 때와 같이 유두가 붓고 냉대하가 많은 날이 10일 정도 계속되었다. 체온이 확 올라갔다. 병원에 다니고 나서 처음 있는, 더구나 자연 배란이었다. 이 때 스스로도 매우 놀랐지만 유감스럽게도 남편이 출장중이어서 모처럼의 임신 기회를 놓쳤다.

그러나, 자 이것으로 내 몸이 정상이 되었다고 기뻐한 것도 잠시, 배란은 이 때 한번 뿐이었고, 다시 무배란이 되었다. 그리고 나서 또 1년, 병원에서 치료를 받았지만, 역시 효과는 없었다. 이 동안 한방약을 복용하고, 수영, 체조를 하고, 해초나 야채를 많이 먹고, 일광욕을 하고, 지압이나 뜸을 뜨는 등, 사람이 좋다고 하는 것을 여러 가지 시험해 보았지만 소용 없었다. 나는 이제 아이를 가질 수 없는 것일까 라고 생각하며, 남편에게는 정말로 무어라고 변명할 수 없는 심정이었다.

마침 그 무렵, 어느 병원의 치료로 결혼 6년째에 아이를 가진 친구의 이야기를 들었다. 그곳의 병원에서는 어쨌든 원인을 자세히 조사한다고 하여 생각해 보니 지금까지 우리들은 난관 검사도, 남편에 대한 검사도 하고 있지 않았으므로, 다시 이번 한번만 병원을 바꿔 보자고 생각하고 친구에게 그 병원을 소개받았다.

이 병원에서는 지금까지와는 달리 느닷없이 호르몬 치료를 하지 않고, 여러 가지 검사를 했다. 내가 걱정하고 있던 난관은 튼튼했고, 남편의 정액 검사도 OK로, 역시 나의 무배란이 문제인 것 같았다. 그리고 입원해서 복강경 검사를 받고, 동시에 간단한 난소 수술을 받았다. 그 때 의사는 '당신의 난소는 별로 크지는 않지만, 표층의 껍질이 두껍기 때문에 수술을 해 두었다. 좀더 큰 난소라면 수술 효과가 좋겠지만 당신의 경우, 잘 될지 어떨지, 뭐라고도 말할 수 없다.'라고 했다.

그 때문에 수술후에 약을 복용해도 여전이 배란이 일어나지 않았을 때는 매우 슬펐다. 젊을 때부터 너무 호르몬제를 많이 사용했기 때문에 내 난소는 완전히 '게으름뱅이'가 되어 버렸던 것일까 라고 고민도 했었다.

그러나 이후, 크로미드를 복용하고나서, 비로소 체온이 올라가서 그것이 3주간 이상 계속되었을 때 뛰어 오르고 싶을 정도로 기뻤다. 남편과 어머니에게 '저, 임신했을 지도 몰라요'라고 말했더니 믿기지 않은 것 같았다. 그러나, 틀림없이 임신이었다. 도중에서 한 번 유산한 경험이 있지만 지금은 이미 임신 4개월째이다.

여기 저기 병원에 다니기 시작한지 10년, 무슨 방법에도 효과가 없었던 내가 이렇게 임신할 수 있게 된 것은 전적으로 좋은 의사를 만났기 때문이다. 내 경우, 아이가 생겼다는 기쁨 외에 나도 이제 여자가 되었다는 기쁨이 매우 컸다.

□비밀의 열쇠

이것으로 강의는 끝났다. 오늘 강의 내용을 A씨는 상당히 흥미롭게 들었다. 인간이 닭과 마찬가지로 알을 낳는다고 하는 것과 몇 만이나 되는 미숙한 난자 중 극히 한정된 것만이 배란된다고 하는 사실은 어쩐지 여왕벌의 성장을 연상시켰다.

의사의 이야기를 듣고 있다가 A씨는 도대체 배란의 목적은 무엇일까라고 생각하고 나름대로 답을 이끌어 내 보았다.

그것은 '자손을 남긴다'고 하는 것이다. 이 말은 배란의 목적일 뿐만 아니라 인생의 목적과 부부 사이의 애정 문제까지도 잘 설명해 주는 것 같이 생각되었다. 그녀에게는 그것이 어떤 난관이라도 헤쳐나갈 수 있는 비밀의 열쇠를 얻은 듯이 생각되어 신바람이 났다.

그러나, 그 열쇠를 사용하는 것은 아무에게도 책망받지 않는 대신에, 남용하면 함정이 기다리고 있음을 A씨는 전혀 깨닫지 못하고 있었다.

상쾌한 바람이 부는 기분 좋은 날이었다. 여느때와 같이 남편이 분주하게 아침 식사를 끝내고 회사에 간 후, A씨는 창 너머로 나무들의 녹음을 바라보면서 학창 시절, 어느 날의 일을 떠올리고 있었다.

그녀는 학창 시절, 성실한 편으로 수업에 게으름을 피운 적은 없었지만, 어느 때 지각을 해서 사이 좋은 친구와 음악 다방에서 수다를 떨고 작은 모험을 즐긴 적이 있었다.

그 두근두근거리는 듯한 한 때에는 어쩐지 허무하고 떳떳치 못한 부분

100

이 포함되어 있었지만 그것과 어딘가 비슷한 것이 남편을 내보낸 후의
이 시간에 일과와 같이 A씨를 찾아 온다. 문득 그녀는 그 동안의 불임
교실 의사의 얼굴을 떠올렸다.

'불임증 검사에서 가장 중요한 것은 기초 체온이므로, 체온 기입을 반드
시 해 주기 바란다'는 좀 어눌하고 무서운 느낌의 그 의사의 눈꼬리에서
친절함을 읽은 A씨는 그 다음날 아침부터 이 한때에 새로운 일과를 포함
시키기로 했다.

그것은 잠에서 깨었을 때에는 체온만 측정해 두고, 그래프의 기입과
다음날을 위한 수은 흔들기는 아침 식사 후에 한다는 극히 간단한 일이었
지만 항상 이 시각이 되면 감추듯이 나타나는 우울함을 이 사소한 일과가
날려 보내 주는 것이 A씨에게 있어서는 무엇보다 고마운 일이었다.

'그래, 오늘도 불임 교실에 가는 날이다' 나가기 전에 세탁물을 말리고
청소를 끝내고 화장을 하고…… A씨의 머리속에서 시간표가 어지럽게
움직이기 시작했다.

그녀가 K병원에 도착한 것은 강의 시간 10분 정도 전이었다. 교실의
자리는 이미 거의 가득찼지만, A씨는 이전 강의에서 옆자리에 있었던
낯익은 S씨의 옆에 자리를 발견하고 그곳에 가 앉았다. 각각 안면이 생긴
탓일까? 교실내의 분위기는 처음 무렵보다 훨씬 밝았고, 그 중에는 익살
스럽게 '이제 재수생답군요' 등이라고 해서 동료를 웃기는 사람도 있었
다. 텔레비전 프로그램을 이야기하는 그룹, 쇼핑 이야기를 하고 있는 그룹
등 여기 저기에 작은 원이 생겨 났고, 교실 전체에 화기애애한 공기가
넘치고 있었다.

제 3 장

이런 병(病)이
불임증(不妊症)을 부른다

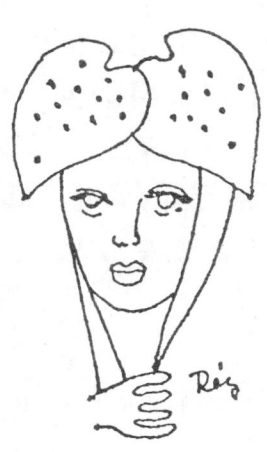

난관의 병

이번으로 불임 교실도 3회째가 된다. 오늘은 불임의 원인이 되는 난관의 병과그 검사법, 치료법 등에 대해서 설명하겠지만 그 전에 먼저 난관이란 어떤 것인가——이것은 제1회의 강의를 통해서 이미 알고 있으리라 생각하지만 다시 한 번 대강 복습하고나서 본론에 들어 가기로 한다.

□난관이라고 하는 것

난관은 자궁의 가장 윗 부분에서 좌우로 1개씩 나와 있는 가는 관으로, 끝 쪽으로 가면 차차 굵어져서 난소 가까이에 마치 나팔과 같이 입을 벌리고 끝나 있다. 따라서, 난관을 나팔관이라고도 부른다.

난관의 가장 선단 부분은 채부(采部), 가장 굵은 부분은 팽대부(膨大部), 가는 부분은 협부(狹部), 자궁의 근육내를 달리는 부분은 간질부(間質部)라고 불리며 각각의 역할을 다하고 있다.

난관채부(卵管采部)

배란기의 난소의 표면으로부터 튕겨져 나오는 난자는 정자와 달리 자신의 힘으로 움직일 수 없다. 우선 난관채부에 의해 난관 속에 받아들여진다. 술부대와 같은 모양을 하고 있는 이 난관채부의 내면은 겹날개와 같은 주름이 있는 점막으로 덮여 있고 점막의 표면에는 아주 가는 털이 많이 나 있어 안쪽으로 휘어지듯이 움직이고 있다.

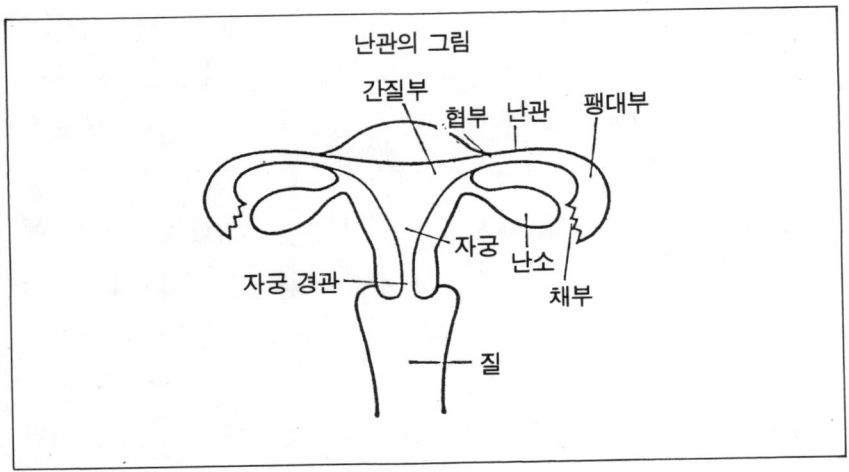

난자는 인간의 세포 중에서 가장 크고 보통 세포의 10배 정도나 되기 때문에 가는 털의 운동으로 천천히 옮겨진다. 교정에 빽빽이 늘어 선 국민학생이 직경 10m의 풍선을 머리 위에서 손으로 보내 가는 광경을 상상해 보도록 한다. 난자가 움직이는 모습을 5000배로 확대하면 이런 느낌이다. 어쨌든 난자는 이 술부대와 같은 모양을 한 채부에 받아들여지지 않으면 넓은 뱃속을 부초와 같이 떠돌다가 이윽고는 생명을 잃어 버리게 된다.

팽대부(膨大部)

채부 바로 속의 내강이 넓은 부분이 팽대부라고 불리는 곳이다. 그곳에는 두꺼운 점막의 주름이 크게 물결치고 있고, 영양분이 풍부한 액체가 샘과 같이 고여 있어 난자에게 있어서 최고의 환경이 되고 있다.

사실은 갓 배란한 난자는 완전히 완성된 것이 아니고 난관속의 이 환경 속에서 2회의 분열을 반복한 뒤 간신히 생명을 만들어 날 수 있는 성숙한 난자가 된다.

한편, 정자는 배란 가까이에만 벌어지는 자궁구의 관문을 빠져 나가서 자궁에서 난관으로 올라온다. 난관에는 내면의 가는 털의 운동 외에 음식을 차례로 보내는 장과 같은 근육의 운동이 있어서 자궁 쪽으로 내용물을 옮기는 역할을 하고 있다.

이들 난관의 움직임은 정자에게 있어서는 역류가 되지만 정자는 흐름에 거슬러서 헤엄치는 습성이 있기 때문에 결과적으로는 이 난관의 움직임이 정자를 난자가 있는 곳으로 안내하게 된다. 즉 난관은 스스로 그 통로가 되어 정자를 안내하고 있다.

난자와 정자가 결합해서 새로운 생명이 시작되는 가장 신비적인 사건 ──아시는 바와 같이 이것을 수정이라고 하지만 이 수정은 주로 난관의 팽대부에서 일어난다. 각각 반씩을 마침 갖고 있던 불완전한 양자는 결합한 그 순간부터 갑자기 활력을 띠어, 단 하나였던 세포는 2개, 4개, 다시 8개, 16개로 헤아릴 수 없이 세포 분열을 개시한다. 난관 팽대부의 따뜻한 환경은 이 작은 생명에게 있어서 특히 중요하다.

협부(狹部)

수정란을 타이밍 좋게 천천히 자궁 속까지 옮기는 것도 난관의 일이다. 이 운반은 너무 빨라도, 너무 느려도 실패한다.

그것은 마치 입맛에 까다로운 손님에게 맛있는 요리를 대접하려고 하는 것과 같다. 그들은 비프 스테이크 날구이를 너무 구웠을 경우 용서해 주지 않는다. 더구나, 다 구웠을 때 손님의 배 상태가 적당하지 않으면 젓가락에 손을 대려고도 하지 않기 때문이다.

이 타이밍이 어려운 수정란의 운반에는 물론 난관 전체가 관계하고 있지만 근육이 많고 움직임이 활발한 난관의 가는 부분, 즉 협부(狹部)

가 주역이 되고 있는 것은 아닐까 생각한다.

간질부(間質部)

자궁의 근육내를 달리는 부분이기 때문에 근육의 힘으로 난관을 일시적으로 닫을 수 있다. 배란 때는 난자가 오는 쪽을 열고, 다른 쪽을 닫아서 정자를 안내한다고 하지만 자세한 것은 잘 모른다.

이상과 같이 난관은 난자를 받아들여서 보호하고 정자를 안내하고, 양자의 결합을 위한 장소를 제공하고 태어난 생명을 타이밍 좋게 자궁으로 운반하는 역할을 하고 있다. 가령 난자를 신부, 정자를 신랑에 비유한다면 난관은 이들을 잘 돌봐주는 중매인이라고 할 수 있다.

□난관의 이상

난관의 이상은 여성측 불임의 원인으로는 가장 많아 약 75%나 차지하고 있다고 한다. 조금전과 같이 난관은 잔 일을 하는 만큼 이상 또한 일어나기 쉽다.

또한, 난관은 한 쪽은 자궁이나 질을 통해서 외계로, 다른 쪽은 복강(뱃속)으로 통하고 있기 때문에 두 쪽 모두 미균이 들어와 감염될 가능성이 있다.

난관의 염증(난관염, 부속기염)

질이나 자궁으로부터 미균이 난관에 도달하기 위해서는 정자와 마찬가지로 질강이나 자궁강을 타고 오는 경우와, 임파관을 통해 오는 경우가 있다. 미균으로는 보통의 화농균 등의 임균의 경우도 있다. 또한, 흔히

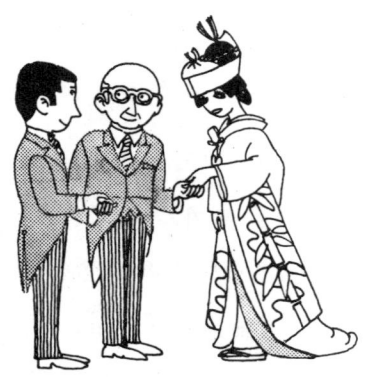

난자를 신부, 정자를 신랑에 비유하면 난관은 중매인의 역할을 한다.

맹장이라고 하는 충수염과, 복막염이라고 하는 뱃속의 염증이 난관에 미치는 경우도 있다.

어쨌든, 난관 부분에 미균이 침입해 오면 이것을 해치우려고 하는 혈액 중의 방위군과 국소적인 전쟁이 시작된다. 이 전투 장면을 밖에서 보면 그 부분은 대개 붉게 부어올라서 그곳에 뜨거운 느낌이나 통증을 느끼게 된다. 이것을 염증이라고 한다. 심한 경우는 열이 나고, 통증 때문에 배를 만질 수도 없는 상태가 되는 경우도 있다.

난관의 염증이 심하면 그것이 가라앉은 후에, 난관 내면의 가는 털의 운동이나 영양분을 분비하는 작용이 손상되는 경우도 있다. 그렇게 되면 난자와 정자의 중매인 역할도 다할 수 없게도 되고 나중에 설명하는 난관의 유착이라든가 난관 폐쇄를 일으킬 우려도 생긴다.

더구나, 이 염증은 열이나 통증이 보통 나지 않은 채로 오랫 동안 계속되는 경우가 있다. 이것을 만성(난관)염이라고 하지만 만성 난관염 중에 특수한 것으로서 결핵균에 의한 것이 있다. 소위 난관 결핵으로, 내막부터 근육까지가 차츰 침해당해서 마지막에는 난관이 흐물흐물해진다. 얼마 전까지는 여성 불임증의 원인으로서 중요한 부분을 차지하고 있었지만 최근에는 여러 가지 결핵약의 덕분으로 훨씬 그 수가 적어지고 있다. 그래도 가끔 발견되는 경우가 있다.

난관의 유착

보통 난관의 주위는 복막(腹膜)으로 덮여 있어 미끌미끌하지만 이 부분에 염증이 일어나면 주위가 찰싹 달라붙어 버리는 경우가 있다. 이것을 난관의 주위 유착(周圍癒着)이라고 하며, 극히 가벼운 경우는 투명한 막과 같은 것이 있을 뿐이지만 심할 때에는 고양이가 웅크린 듯한 모양으로 난관이 구부러져서 단단하게 달라붙어 버린다. 또한, 장이나 뱃속의 지방 조직이 붙는 경우도 있다. 이런 때에는 난관의 내강이 꺾여지거나, 운동이 제한받기 때문에 어렵게 된다.

난관 폐쇄

난관의 내강이 꼭 닫혀 있는 것을 난관 폐쇄라고 한다. 그것이 양쪽 모두라면 정자와 난자는 만나는 일이 없고 임신도 불가능하다.

원인으로 보면 난관 그 자체가 막혀 있는 본격적인 폐쇄(기질적 폐쇄라고 한다)와 난관 그 자체는 뚫려 있는데 난관의 근육이나 내강의 점액 등의 상태 때문에 결과적으로는 막혀 보이는 일시적인 폐쇄(기능적 폐쇄)가 있다. 난관 폐쇄는 대부분 후천적인 병(특히 염증)에 의해서 일어난다. 막혀 있는 장소는 난관 끝쪽의 굵은 부분이 가장 많고, 이어서 간질부, 가는 부분에는 가장 적다고 생각되고 있다.

어떻게 해서 염증에 의해 난관이 막히느냐 하는 문제는 매우 어렵지만, 자궁 밖에서 미균이 침입해 왔을 때의 경우를 생각하면 가장 알기 쉬울 것 같은 느낌이 든다.

원래 질내나 자궁구의 부분에는 미균이 올라올 수 없는 자연의 작용이 있기 때문에 자궁에까지 미균이 들어오는 경우가 보통 없지만 미균이 강하거나 환자의 저항력이 약하면 난관에까지 미균이 침입해서 신체속의 방위군과 격렬히 전투하여, 즉 염증이 일어난다. 전쟁은 우선 난관과 자궁의 경계 즈음에서 일어나지만 여기에 신체 쪽이 지면 방위선은 난관의 가장 끝 부분으로까지 후퇴한다.

그곳에서 끝은 뱃속으로, 적이 이 속에까지 침입하면 복막염을 일으켜서 생명을 위협하게 되므로 무슨 일이 있더라도 여기서 염증을 막아야 한다. 그래서 난관은 스스로 닫아 생명의 위험을 막는다.

즉 난관은 외굴(外堀), 내굴(內堀), 누문 등, 잇달아 극복하고 몰려들어 오는 외적을 가로막아 서서 성의 아성 직전에서 적과 함께 전사를 하는 충신 역할을 한다.

이런 기질적인 폐쇄에 대하여, 기능적인 폐쇄는 대부분 난관과 자궁과의 이행부(간질부)에서 일어난다. 이 부분은 주위의 근육이 가장 두껍고, 난관의 내강은 가장 가늘게 되어 있다.

그런데, 난관의 근육 운동이나 분비 작용은 자율 신경이나 호르몬에 의해 지배되고 있음을 이미 알았으리라고 생각된다. 이 작용의 미묘한 차이로 근육이 강하게 수축(경련)하거나 내막이 너무 두꺼워지거나 또는 끈적끈적한 분비액 등 때문에 기능적인 폐쇄가 일어난다. 이것은 진짜 폐쇄와는 달리 절대로 임신을 방해하는 것이 아니고 때에 따라서는 통과성을 볼 수 있게 된다. 따라서, 간질부가 닫혀 있는 경우는 그것이 기질적인 폐쇄인지 기능적인 폐쇄인지를 구분하는 것이 매우 중요하다.

자궁내막증

자궁내막증은 자궁내막염과 이름은 비슷하지만 실태는 완전히 다른 병이다. 본래는 자궁의 내면에만 있고 호르몬의 영향을 받아 주기적으로 변화하고 있는 자궁내막의 단편이 자궁의 근육 속이라든가 난소, 난관, 복막의 표면 등 터무니 없는 곳에 잠입해서 일어나는 것이 자궁내막증이다.

암과 같은 나쁜 병은 아니지만 각각의 장소에서, 자궁 내막과 마찬가지로 호르몬의 영향을 받아서 변화하기 때문에 월경 때마다 적은 출혈을 일으키고 통증이나 구역질 등의 월경 장해를 초래하는 경우가 많고, 때로는 뒹굴어 버리는 사람도 있다. 또한 이 출혈 주위에는 염증이 일어나고 이것이 몇 번이나 반복되어 유착이 일어나서 불임의 원인이 되는 경우도 있다.

자궁내막증은 일반적으로 젊은 사람보다 중년의 사람에게 많은 경향이 있고, 지금까지는 난관이 막히는 정도의 것은 적기 때문에 그다지 불임의 원인은 되지 않는다고 생각되고 있었지만, 불임증인 사람들을 조사해 본 결과 난관이나 난소 주위의 자궁 내막증에 의한 유착을 가끔 볼 수 있어 불임의 원인이 되고 있음을 알게 되었다.

이 자궁내막증은 문명병이라고 해서 구미 여성에 비해 이전 일본에서는 비교적 적었지만 최근에는 차츰 늘어나고 있으며 더구나 젊은 사람에게도 흔히 볼 수 있게 되었습니다. 앞으로는 더욱 주목해야 하는 병이라고 말할 수 있을 것이다.

난관의 종양(종기)

난소에는 여러 가지 종양이 생기기 쉽지만, 이런 것이 난관에 생기는 경우는 좀처럼 없다. 극히 드물게, 난관 내막에 폴립이라고 하는 살돌기가 생기거나 악성 종양(암)이 생겨 불임의 원인이 되는 경우가 있다.

이상과 같이 난관의 이상은 선천성인 것은 적고, 대부분은 태어난 후의 병에 의한 것이다.

또한, 폐결핵이라든가 늑막염, 충수염, 복막염, 자궁외 임신 등의 수술이 제왕절개, 난소의 수술, 인공 임신중절이나 유산, 출산 후의 발열, 생리통 등은 모두 난관의 작용을 나쁘게 하는 병과 관계가 있는 경우가 있다. 우리들이 문진(問診) 때, 이런 사실을 특히 자세히 들으려고 하는 것은 이 때문이다. 이와 같은 병이나 수술 경험은 진단을 내리거나 치료 방침을 정하는데 있어서 매우 중요한 사항이기 때문에 숨김없이 전부 이야기해 주기 바란다.

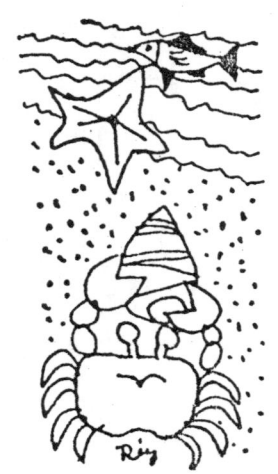

불임의 원인이 되는 난관의 이상은 선천성인 것은 적고, 대부분 태어난 후의 병에 의한 것이 많다. 따라서 검사를 두려워하지 말고 자신의 신체적 조건에 관해 의사와 진지하게 상의하도록 하자.

난관 검사

난관의 고장을 발견하기 위한 검사는 여러 가지 있지만 보통 이루어지는 것으로서는 통기(通氣), 통수(通水), 뢴트겐 촬영, 내시경 등이 있다. 검사법의 대강은 제1장에서 이미 알았으리라고 생각하기 때문에 여기에서는 검사를 받을 때의 구체적인 문제를 중심으로 이야기하기로 한다.

□검사를 두려워하지 말라

난관 검사는 아픈 것이라고 단정하고 진찰대 위에서 검사가 시작되기 전부터 전신을 긴장하는 사람이 적지 않다. 물론, 서투르고 부끄럽다고 하는 경우도 있겠지만, 쓸데없는 걱정을 하고 있으면 오히려 결과를 악화시켜 버린다. 자궁이나 난관의 근육은 불수의근(不隨意筋)이라고 해서 그 사람의 의지력으로는 어떻게 할 수도 없는 것이지만, 정신적인 불안이나 긴장이 있으면 자연스런 근육의 움직임이 흐트러지기 쉽다. 또한 이런 상태에서는 가끔 근육이 강하게 수축해서(연축해서) 난관의 통과가 나빠지고 또한 강한 압력이 필요해지고 이것이 수축을 강하게 하는 악순환에 빠져서 마침내는 진짜 통증이 되어 버린다. 이와 같이 불필요한 불이익을 당해야 하는 데다가 결과도 나빠지고, 의사도 치료하기 어렵고, 시간도 지연되어 아무도 득을 보지 못하는 나쁜 일 투성이가 된다.

따라서, 진찰대 위에 올라가면 가슴 위에 손을 가볍게 깍지끼고, 눈을 감고 전신의 힘을 뺀 후, 배로 천천히 호흡하도록 한다. 이 때는 배 주변의 피부가 푹신푹신해져 있어야 한다. 또한, 머리 속은 병이나 검사 결과 등을 생각하지 말고 텅 비워 두는 편이 좋다. 이것은 난관 검사 뿐만 아니라 보통의 진찰이나 다른 검사에도 마찬가지로 장래 잘 임신했을 경우, 출산 때에도 도움이 되는, 산부인과 수진의 오의와 같은 것이기 때문에 꼭 실행해 주기 바란다.

더구나, 앞서 설명한 바와 같이 통기법에서는 검사가 끝나서 일어났을 때, 뱃속의 가스가 그 천정에 해당하는 횡격막(橫隔膜 ; 배와 가슴을 가로막고 있는 막)을 자극해서 명치나 어깨 부근에 통증을 일으킨다. 뜻밖의 부분이 아프기 때문에 놀라는 사람이 있지만, 이 통증은 검사 결과로서는 오히려 좋은 현상이다. 이 통기후의 어깨 통증은 침대에서 5~10분 정도 누워 있으면 가스가 흡수되어 없어진다.

한편, 통수법(물이나 약을 주입해서 그 압력과 색소가 나타나는 것을 보는 방법)에서는 물이 난관대를 통과해도 통기 때와 같이 어깨가 아파지는 것 같은 증상은 없다.

□정상적인 사람의 뢴트겐 사진

통기나 통수에서는 좌우 난관의 종합된 것이 결과로 나타나지만, 뢴트겐 사진에서는 좌우 각각의 통과 상태를 따로 따로 볼 수 있다. 또한, 난관 뿐만 아니라 자궁의 모양, 내면의 거칠음, 위치의 이상, 난관 결핵, 자궁이나 난소의 종양(종기) 등도 알 수 있다.

여기에서 정상인의 뢴트겐 사진을 보도록 한다.

사진에서 한가운데, 우산과 같은 삼각형을 한 것이 자궁이고 가는 자루 부분은 자궁 경관이다. 삼각형의 저변에서 양쪽으로 가늘게 나와 있는

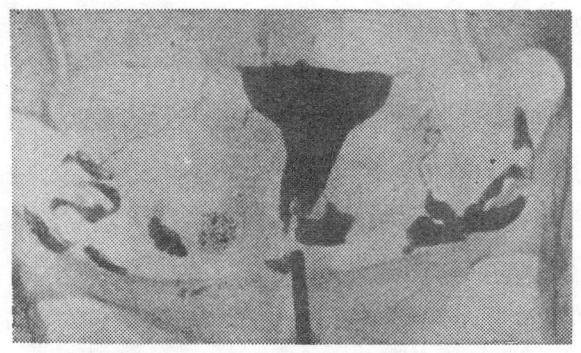
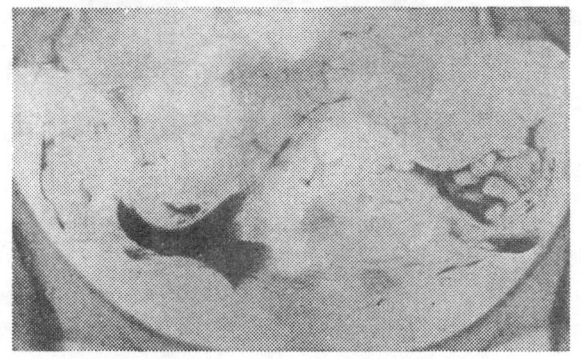

정상적인 자궁과 난관의 뢴트겐 사진(위) 한가운데의 삼각형으로 보이는 것이 자궁으로 양옆에 끈과 같이 보인는 것이 난관.(아래) 정상의 경우, 뱃속에 나온 조영제가, 다음날은 가을 하늘의 구름과 같이 아름답게 퍼져 있다.

것이 난관으로 처음은 가늘게, 점점 굵어져서 꾸불꾸불해진다.

조영제가 뱃속에 흘러 나와 있는 것으로 난관이 뚫려 있음을 알 수 있다.

다음날의 사진을 보면 자궁과 난관의 부분에 가스는 없고 뱃속에 나온 조영제가 가을 하늘의 구름과 같이 흩어져 있는 것이 보인다. 이와 같은 사진이 되면 정상으로, 촬영 때에 움직이면, 보통의 사진과 마찬가지로 흐려져 버려서 잘 모르고, 조영제가 새서 주의를 더럽혀서 다시 찍게 되므로 주의해야 한다.

또한, 열이 있을 때라든가 혈침(赤沈)이 빠를 때, 출혈이 있을 때 등은 검사가 바람직하지 못한 경우도 있기 때문에 그와 같은 경우는 의사에게 상담하고 나서 검사를 받도록 한다.

검사를 받은 후의 주의

통기나 뢴트겐 검사는 자궁구 부분에 기계를 장치하고 하기 때문에, 나중에 소량의 붉은 대하를 보는 경우도 있지만 이것이 소량이고 핏덩어리가 나오는 정도가 아니면 전혀 걱정할 필요가 없다. 그러나, 당일은 목욕, 성교 등을 피하고, 감염 방지약을 복용해야 한다. 다음날은 보통 생활로 되돌아가도 좋다고 생각되지만 아랫배가 아프다든가 열이 났을 경우에는 너무 무리를 하지 말고 경우에 따라서는 진찰을 받는 편이 좋겠다.

□입원을 요하는 복강경 검사

복강경 검사란 라팔로스코프라고 하는 가는 렌즈가 달린 관으로 뱃속을 직접 들여다 보는 검사로 통기나 뢴트겐 검사에서도 확실치 않는 점을 이것으로 알 수 있는 경우가 흔히 있다.

라팔로스코프로 들여다 본 정상인의 소견을 보자.(다음 사진 참조) 중앙에 둥글게 보이는 것이 자궁이고 자궁 위쪽은 방광, 아래쪽은 직장이다. 자궁 양쪽에 매달려서 보이는 것이 난관, 그 안쪽에 하얗게 보이는 것이 난소이다. 이 경우, 배 위쪽에서 보고 있기 때문에 맞은편 오른쪽이 이 사람의 우측 난소가 된다. 라팔로스코프로 들여다보면서 동시에 통수

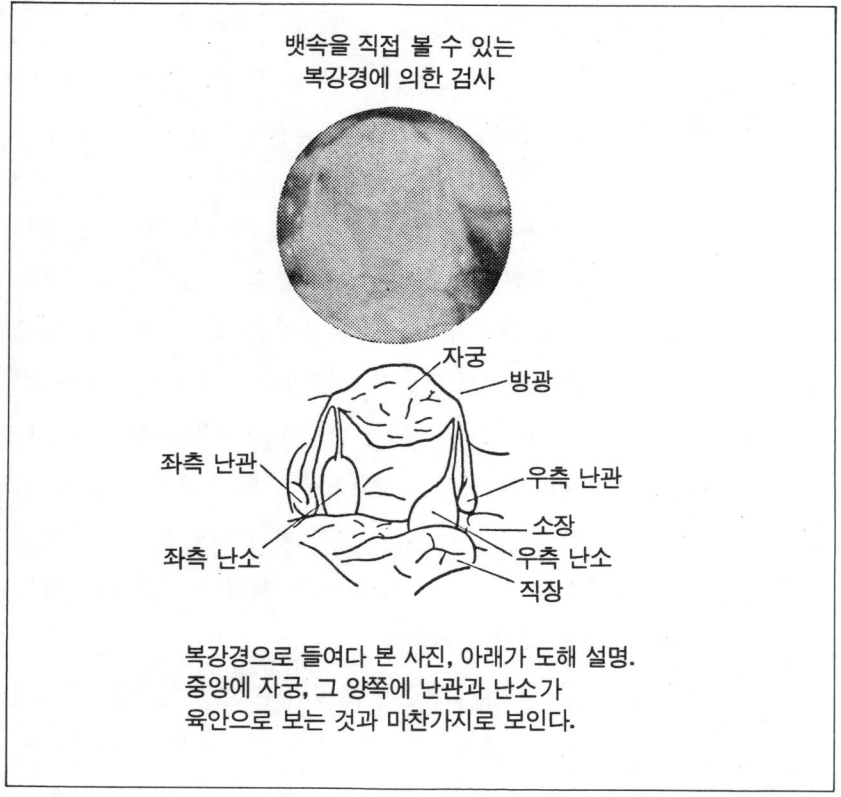

뱃속을 직접 볼 수 있는
복강경에 의한 검사

자궁
방광
좌측 난관
우측 난관
소장
좌측 난소
우측 난소
직장

복강경으로 들여다 본 사진, 아래가 도해 설명.
중앙에 자궁, 그 양쪽에 난관과 난소가
육안으로 보는 것과 마찬가지로 보인다.

검사를 실시하여 난관의 통과 상태를 확인할 수도 있다. 또한, 복강경은
불임증의 검사 뿐만 아니라 뱃속의 종양이라든가 원인 모르는 통증, 자궁
외 임신 진단 등에 사용되거나 최근에는 간단한 수술에도 이용되게 되었
다.

그러나, 이 복강경 검사는 다른 검사와는 달리 상당히 규모가 크기
때문에 입원이 필요하다. 의사에게 있어서도 특수한 기술이 필요해서
이것이 결점이라고 할 수 있다. 복강경 검사는 최근, 구미에서는 산부인과
검사 중에서 가장 중요한 것으로 생각되고 있지만 일본에서는 유감스럽게

여러 가지 이유로 아직 한정된 병원에서만 검사를 받을 수 있다.

□난관 검사후에 임신하는 경우도 많다

제1장에서 이미 설명했지만, 난관 검사는 항상 실시할 수 있는 것이 아니다. 여성의 자궁과 난소는 호르몬의 작용으로 주기적으로 변화를 반복하고 있음을 거듭해서 강조하지만, 마찬가지로 난관 내막이나 근육 운동에도 주기적인 변화가 있어서 일반적으로 배란이 지나면 경관점액은 탁하고 끈적끈적해지고, 자궁도 이완해서 난관의 통과는 나빠지는 것이 보통이다. 게다가 이 시기에는 난자는 자궁쪽을 향해서 옮겨지고 있으므로, 통기 등에 의해 이것을 역방향으로 되밀게 되는 것도 바람직하지 않다. 만일 수정하고 있었을 경우는 세포 분열을 개시하고 있을 것이고, 이 중요한 시기에 뢴트겐 검사는 하지 않는다.

또한, 월경 직후는 자궁내막에, 혈관이 얼굴을 내밀고 있기 때문에 이 시기에서의 검사에도 문제가 있다. 따라서 난관 검사는 월경이 끝난 후, 2~3일 정도가 지나 기초 체온이 올라가기 전에 하는 것이 가장 좋다. 그것은 난관 검사와 동시에 치료도 되어 검사 후 임신하는 경우가 의외로 많기 때문입니다. 검사 후, 2일이나 3일 동안 성교를 삼가할 필요가 있기 때문에 해금이 되어 배란기를 맞는 이 날짜가 가장 좋다. 하긴, 검사 후의 성교는 검사에 사용한 기계의 종류나 출혈의 정도 등에 따라서 다소의 차이가 있기 때문에 일단 의사에게 상담해 보기 바란다.

더구나, 난관 검사 후에서의 임신에서는 기형아 등을 걱정하는 사람이 많지만 그것은 걱정할 필요가 없다. 기형을 걱정하는 것은 방사선 때문이지만 세포가 활발히 분열을 개시하고 있을 때 뢴트겐 검사를 하면 확실히 기형의 우려도 있다. 그러나, 배란전의 검사라면 난자의 핵 자체는 훨씬 전에 분열을 끝내고 배란이 일어날 때까지는 쉬는 상태에 있기 때문에 가령 뢴트겐 검사를 해도 기형을 일으킬 위험은 거의 없다고 할 수 있다. 물론, 난소 그 자체에 하는 뢴트겐 검사는 자손을 생각한다면 가능한 한 적게 하는 것이 좋다.

□검사 결과는 합격, 불합격의 2종류 뿐만은 아니다

난관 검사의 어려운 점은 그 때의 상태에 따라서 결과가 매우 달라지는 경우가 있는 점이다. 최초의 몇 분인가는 막힌 상태였지만 그 후 정상으로 뚫리게 된다든가, 한 쪽의 난관은 뚫리고 다른 한 쪽은 막혀 있었는데, 시간을 두고 보면 뚫리는 쪽이 뒤바뀌는 경우도 흔히 있다.

더구나 단 1회, 1종류의 검사만으로는 이상의 유무를 도저히 판정할 수 없다. 역시 방법이 다른 2가지 이상의 검사를 시간을 두고 실시할 필요가 있다. 이것은 1장의 답안 용지만으로 입학 시험의 당락을 결정하는 것보다는 내신 성적이나 면접 시험 등을 첨가하는 편이 그 사람의 실력을 보다 정확하게 평가할 수 있는 경우와 같다고 생각한다.

또한, 난관의 통과 방법은 합격, 불합격이라고 확실히 구별할 수 있는 것은 아니다. 100점부터 0점까지, 이 사이에는 여러 경우가 많이 있다. 점수가 상당히 나쁜데도 점수가 좋은 사람보다 먼저 임신하는 사람도 있다. 따라서, 검사 결과가 좋지 않더라도 무조건 비관할 필요는 없다. 통기 곡선으로, 폐쇄형이라고 진단되어도 임신하는 경우가 있다. 이것은 앞에도 설명했듯이 기능적인 폐쇄라고 하는 것도 있기 때문이다. 그러나, 전체를 평균적으로 보면 역시 점수가 좋은 사람이 잘 임신하고, 점수가 나쁜 사람은 임신율이 낮아진다. 단, 점수가 나빠도 상대 남성에게 그것을 보충할 만한 힘이 있으면 임신할 수 있고, 본인의 노력으로 점수가 올라가는 경우도 있다.

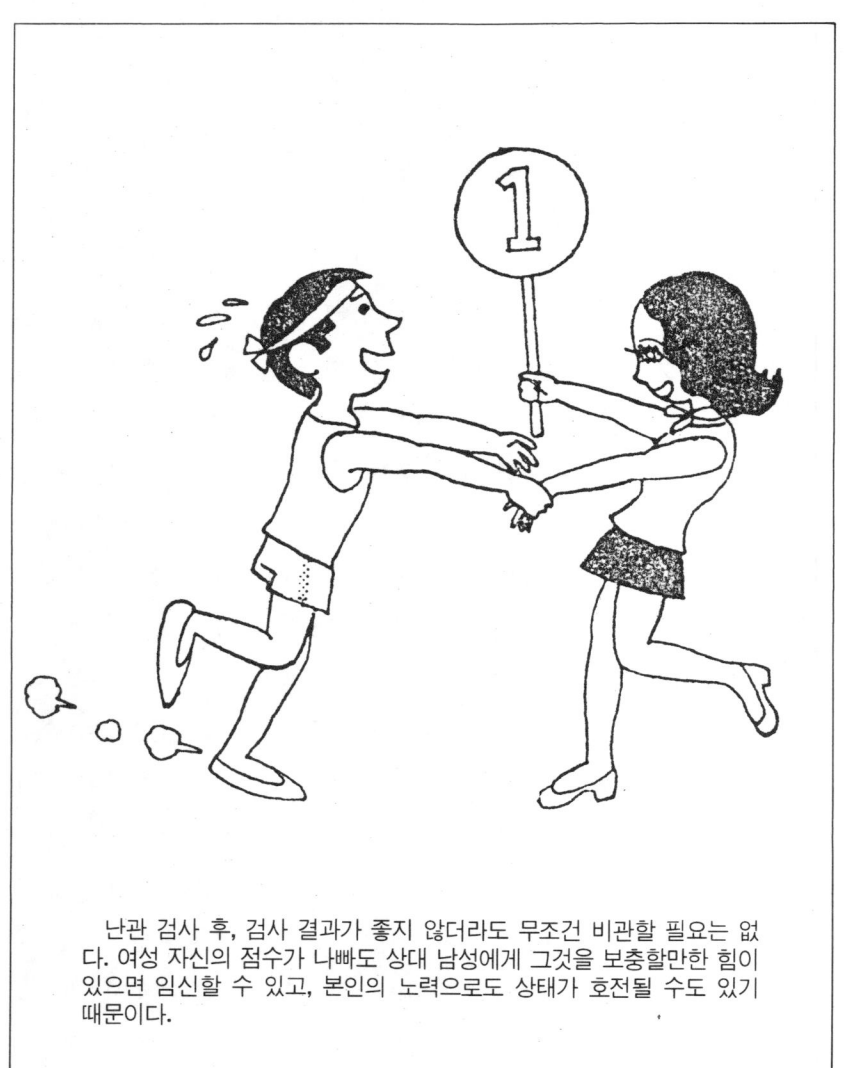

난관 검사 후, 검사 결과가 좋지 않더라도 무조건 비관할 필요는 없다. 여성 자신의 점수가 나빠도 상대 남성에게 그것을 보충할만한 힘이 있으면 임신할 수 있고, 본인의 노력으로도 상태가 호전될 수도 있기 때문이다.

난관 장해의 치료

난관의 통과가 나쁜 경우의 치료법은 수술에 의한 방법과 수술 없이 치료하는 방법(보존적 요법)으로 나눠진다. 보존적 방법에는 통기나 통수를 반복하는 방법, 약을 복용하는 방법 등이 있다. 우선 이것부터 설명하기로 한다.

□ 수술 이외의 방법(보존적 요법)

(1) 치료 통기

난관 통기를 치료에 이용하는 방법이다. 이것은 가벼운 유착이 있을 때와 난관의 이상한 수축이 그 통과를 나쁘게 하고 있는 경우에 효과적으로, 난관의 통과가 차츰 좋아져서 임신하기 쉬워지는 것이다. 극히 가벼운 유착이라면 통기에 의해 붓는 경우도 있고, 난관에 이상한 수축이 있어도, 가스의 압력으로 이것을 확대해서 통과를 좋게 하는 효과를 어느 정도 기대할 수 있다.

또한, 통기를 실시하면서 난관의 이상 수축(경련)을 제거하는 약을 몇 종류인가 사용해 보고, 어느것이 가장 잘 듣는지 조사해 볼 수도 있다. 경련을 제거하는 약에는 여러 가지 종류가 있고, 작용이 정반대인 것도 있기 때문에 어느 것이 적당한지 결정하기 위해서는 까다로운 검사가 필요하지만 이와 같이 통기를 이용하면 비교적 간단히 알 수 있다. 이것에 의해 가장 효과가 있는 약을 알면, 그것을 배란전부터 월경전 무렵에 걸쳐서 즉 난관이 중요한 역할을 하는 동안 내내 복용하고 있으면 임신할 확률이 높다.

이와 같이, 통기는 비교적 간단하고 난관의 통과 방법이 그래프로 나타나기 때문에 치료상 매우 편리하다.

(2) 치료 통수

난관의 통과가 나쁜 경우, 염증을 억제하는 약이나 섬유를 녹이는 약 등을 자궁구에서 난관의 속으로 보내는 것을 치료 통수라고 한다. 약으로는 항생물질, 염증을 제거하는 작용이 있는 호르몬이나 효소 등을 이용한다.

치료를 위한 통수는 느긋하게 반복해서 실시할 필요가 있다. 특히 병이 결핵성일 경우는 갑자기 수술해도 그다지 좋은 결과를 기대할 수 없기 때문에 우선 끈기있게 통수를 계속하는 것이 중요하다고 생각되고 있다. 통수와 전신 치료에 의해 잘 임신되는 경우도 있다.

물론, 통수는 결핵성일 경우의 전매 특허가 아니고 다른 원인에 의한 염증이나 통과 장해에 유효하다. 난관은 단지 난자나 정자가 통과하는 관만이 아니라 그 안쪽에 쾌적한 환경을 갖고 있기 때문에 작은 생명이 자라는 곳으로, 염증에 의해 이 중요한 환경이 상실되어 버리면, 가령 통과성이 있어도 임신을 할 수가 없다. 통수 치료는 이 중요한 난관 내면의 황폐를 치료하는 데에도 매우 좋은 방법이다.

통기, 통수 치료 후의 주의

통기나 통수 후에 가끔 예전의 염증이 다시 재연되는 경우가 있다. 이것을 피하기 위해서는 항생 물질과 같은 염증을 억제하는 약을 복용할 필요가 있고, 이것은 그 날 뿐만 아니라, 2, 3일 계속해서 복용해야 한다.

또한, 치료를 받은 당일은 장시간 돌아다니는 일이나 격렬한 운동, 소송 등을 피하고 과로하지 않도록 해야 한다. 목욕도 그 날은 샤워를 하는 정도로 하고, 성교는 삼가하도록 한다. 난관 검사나 치료 후에는 다소 붉은 대하가 나오는 경우가 많기 때문에 이 점을 지켜야 한다. 물론, 통기, 통수 후 1주일 이상 목욕이나 성교를 피하라고 하는 의미는 아니다. 배가 아프지 않고 열이 나지 않으면 당일을 포함해서 2일이나 3일 신중을 기하면 좋다. 앞에서도 지적했듯이 난관 검사나 치료 후에는 임신의 기회가 늘어나기 때문에 이 정도의 사항은 지켜서 좋은 기회를 놓치지 않도록 하기 바란다.

□수술(手術)

난관 수술은 유착으로 인해 통기나 통수로는 상태가 좀처럼 좋아지지 않는 경우라든가, 난관이 확실히 막혀 있는 경우에 실시한다.

수술을 받기 전, 불임증의 다른 검사는 모두 끝내 두어야 한다. 결핵의 경우는 수술해도, 결과가 별로 좋지 않기 때문에, 우선 미리 결핵이 없음을 확인해 두는 것도 중요하다. 물론, 남성쪽의 검사도 수술전에 반드시 해 둔다. 아이가 생기지 않는 것이 아내의 책임이라고 단정하고, 완전히 치료하고 난 후에 검사를 하는 남편이 있는데, 그런 태도는 곤란하다.

수많은 불임증 부부의 정액 검사와 난관 검사의 결과를 비교해 보면, 여성이 나쁠 때는 남성이 좋고, 여성이 좋을 때는 남성이 나쁜 경향이 있지만, 잘 조사해 보면 소수이지만 남편에게도 아내에게도 모두 문제가 있는 부부도 있다. 이와 같은 경우는 한쪽만 열심히 치료한다고 해도 임신할 수 없고, 그 노력이 허사가 되어 버린다. 이런 낭비를 피하기 위해서도 남성쪽의 검사는 필요하다. 또한, 마취를 하고 배를 여는 수술이기 때문에, 그것을 견딜 만한 체력이 있는지 어떤지, 심장과 신장, 간장 등도 미리 검사해 둘 필요가 있다.

더구나, 수술을 받는다고 해서 반드시 임신하는 것은 아니다. 병의 종류나 정도에 따라서는 수술후의 임신률이 의외로 낮다고 하는 사실을 염두에 두고 남편과 잘 상담하고 나서 결정하는 것이 중요하다.

□난관 형성 수술이 주류

불임증의 수술이라고 하면 이전에는 자궁후굴의 수술이 대표적인 것이었지만 자궁후굴(子宮後屈)은 그것만으로는 불임의 원인이 되지 않는다고 하는 사실을 알게 되었기 때문에 최근에는 그다지 이루어지지 않는다.

그러나, 자궁후굴로 난관이 유착해 있을 때나 유산이 계속될 때, 혹은 이것이 요통의 원인이 되고 있을 때 등에는 오늘날에도 후굴 수술은 효과가 있기 때문에 무조건 시대에 뒤떨어진 수술이라고는 말할 수 없다.

또한, 이전에는 자궁내막이 너무 두꺼워져서 난관구를 막고 있는 것 같은 경우, 자궁내막의 소파 수술을 실시한 경우도 있지만, 실제로는 이와 같은 경우는 오히려 드물고 현재에는 이것도 별로 이루어지고 있지 않다.

따라서, 오늘날에는 불임을 위한 난관 수술이라고 하면 주로 난관의 형성 수술을 의미한다. 이 형성술에는 여러 가지 종류가 있다.

(1) 유착박리술(癒着剝離術)

난관 주위에 유착이 있어 난관의 작용을 방해하고 있을 때, 이것을 떼는 수술이다. 난관의 가장 끝 부분(채부)에 유착이 있어서 난자의 거둬들임에 지장을 초래하고 있을 때에도 이 부분의 유착을 뗀다.

(2) 난관개구술(卵管開口術)

난관이 막혀 있는 경우, 새로운 통과구를 만드는 수술이다. 이 수술 후의 유착을 막기 위해서 난관의 일부를 잘라 내거나 난관을 되걷어올리거나 혹은 실로 묶기만 하는 등 여러 가지 연구가 이루어지고 있다.

(3) 난관문합술(卵管吻合術)

난관의 가운데쯤이 막혀 있을 때, 막힌 부분을 잘라 내고 뚫려 있는 부분을 서로 연결시키는 수술이다.

(4) 난관자궁이식술(卵管子宮移植術)

난관이 간질부나 협부에서 닫혀 있고 끝 부분은 뚫려 있을 때, 뚫려 있는 부분의 난관을, 자궁에 구멍을 뚫어서 메우는 수술이다.

(5) 난소자궁이식술(卵巢子宮移植術)

난관을 전혀 사용할 수 없는 경우라든가, 이미 양쪽 모두 없는 경우 혹은 지금까지 이야기한 수술을 도저히 할 수 없는 경우에 최후의 수단으로 하는 수술이다. 즉, 도저히 난관을 이용할 수 없을 때에 난소의 일부가 자궁 내강에 얼굴을 내밀도록, 자궁의 근육속에 심는다. 이렇게 하면 난자는 직접 자궁내에 배란되어 정자와 자궁내에서 결합하는 기회가 있다고 한다.

그러나, 정상적인 난관내에서의 수정에 비해 조건이 나쁜 것은 분명하고 난자가 착상할 수 있을 정도로 성장할 무렵에는 자궁으로부터 흘러내리고 있는 경우가 많지만 임신하는 율은 매우 낮아 출산까지 간 사람은 전세계에서도 아직 몇 사람 안 되는 상태이다.

(6) 대용난관(代用卵管)

난관이 전혀 쓸모없게 하는 다른 수술로써 난관과 비슷한 것으로 대용시키려고 하는 것이다. 여기에는 장의 일부라든가 충수, 요관, 고무나 플라스틱관 등 여러 가지가 시도되고 있지만 진짜 비슷한 작용을 하는 것은 없고, 성과는 아직까지는 좋지 않은 듯하다.

체외 수정의 문제

이것은 아직 연구 단계에 불과하지만 난관 없는 임신이라는 점에서 관계가 있기 때문에 좀 언급해 두기로 한다.

체외 수정이라고 하는 것은, 성숙한 난자를 그 사람의 체외로 꺼내어 난관내와 같은 환경을 시험관 속에 만들어서 정자와 결합시켜 어느 정도 키우고 나서 자궁속에 넣어 주는 것이다.

매스컴을 가끔 시끄럽게 하는 소위 시험관 베이비가 이것이다. 아직 동물 실험에 그치는 정도이지만 이것이 실현되면 난관이 없어도 임신의 길이 열리게 된다.

그러나, 수정이라고 하는 생명의 가장 신비적인 부분을 인공적으로 시험관 속에서 실시하는 점에 대해서 반대의 소리도 강하고, 이것이 극히 보통의 일로서 널리 이루어지게 되는 것은 적어도 가까운 장래에는 없을 것이라고 생각된다.

□난관 형성 수술 후의 주의

난관 수술을 한 후에 염증이나 유착을 다시 일으키지 않도록 하는 여러 가지 연구가 이루어지고 있다. 가는 튜브를 난관 속에 넣어 두거나, 유착을 막는 약을 주사하거나 통수를 반복해서 실시하는 경우도 있다.

그 방법은 병의 정도나 수술 방법, 개인차 등에 따라서 매우 천차 만별이라고 말할 수 있을 것이다.

한편, 여러분의 경우는 수술 직후에는 어쨌든 염증의 예방에 유의해야 한다. 그러기 위해서는 일시적으로 부부 생활 등을 피해야 하지만 언제까지나 이것을 삼가하고 있어서는 수술을 받은 의미가 없어 그것에 대해서는 주치의와 상담해서 그 지시에 따르는 것이 좋다.

물론, 수술 직후라도 기초 체온은 계속해서 기록할 것, 약은 정확히 복용할 것, 보통의 생활로 되돌아가는 시기 등에 대한 지시도 잘 지킬 필요가 있다. 난관을 묶어서 아이가 생기지 않게 하는 수술의 경우는 거의 100%의 목적을 달성할 수 있지만, 원래대로 되돌리려고 하는 수술은, 묶은 끈을 푸는 것 같은 간단한 처치가 아니기 때문에 세 사람 중 한 사람이 성공하면 잘 된 수술이라고 한다. 하물며 염증이 있었던 사람이 수술하는 경우에는 여러 명 중에 한 명이 성공하기 때문에 유감스러우나, 여기서 설명한 주의 사항을 반드시 지켜 주기 바란다.

□난관 치료와 성생활

난관 치료는 목적이 임신하는 데에 있기 때문에 그 기회를 놓치지 않도록 성생활을 능숙하게 조절하는 것이 중요하다.

거기에는 남편의 협력이 매우 중요하므로 부인에게 강요당해서 협력하는 것이 아니라 가능하면 남편 쪽이 주도권을 잡아 협력해 주는 것이 가장 바람직하다. 이렇게 한다면 임신에 성공하는 율도 훨씬 높아질 것이다. 이 점을 남편과 잘 의논해서 이해를 얻어 적극적으로 협력하도록 한다.

□노력이라고 하는 것이 참의미

불임 치료에는 부부의 적극적인 노력이 필요하지만 불임증인 사람은 이 의미를 흔히 착각한다. 노력이라고 하는 것을 우리들 의사의 주의를 잘 지킨다는 의미로 생각해, 아침부터 밤까지 그 점을 예민하게 생각한다고 하는 의미는 아니다. 일단의 주의를 지키면서 생활은 보통 때처럼 하는 것이 바람직하고, 섹스까지 치료로 생각해서는 곤란한다. 지켜야 할 주의를 지키면 나머지는 가능한 한 무심히 밝은 매일을 보내도록 해야 한다. 치료는 느긋하게 끈기있게 라고 해도 그것은 '집념을 갖고'라는 의미는 아닐 것이다. 이 정도의 의미 차이는 집에 돌아가고 나서라도 천천히 생각해 보도록 하자. 그러면 오늘의 강의는 이것으로 마치고자 한다.

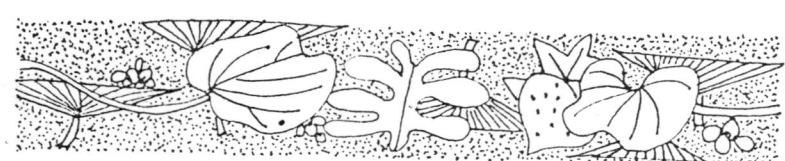

난관 수술의 성공 사례

□난관 수술로 임신

K 시립병원 산부인과 의사

H씨는 결혼한지 5년, 34세 때에 병원에 찾아왔지만, 그때까지 한 번도 임신한 적이 없다고 했다.

그녀는 몇 년인가 전에 부속기염에 걸린 적이 있어, 어느 대학병원에서 난관 검사를 받았고 이미 통과가 나쁘다고 하는 말을 들은 적이 있어서인지 난관 검사의 결과가 좋지 않았음을 들었지만 그다지 놀라는 모습은 아니었다. 그러나, 뱃속을 복강경으로 들여다보고 경우에 따라서는 수술하게 될 지도 모른다고 이야기하자 충격을 받았던 것 같다.

왜냐하면 H씨의 통기 곡선은 폐쇄형으로 통과하는 소리도, 다음의 어깨 통증도 없었다. 뢴트겐 사진을 보니 좌측은 분명히 막혀 있었고, 우측은 희미하게 뚫려 있는 것 같기도 하고, 주위는 분명치 않았다. 다른 검사에는 이상이 없었기 때문에 난관의 통과법을 확실히 보기 위해서와 유착을 조사하기 위해서 뱃속을 들여다 보기로 했다.

마침 남편도 있어서, 두 사람에게 잘 설명해본 결과 본인도 겨우 결심했기 때문에 복강경 검사를 하게 되었다.

마취를 하고 H씨의 뱃속을 본 결과, 좌측 난관은 주위에 강한 유착이 있어서 전체가 큰 덩어리가 되어 거의 쓸모없는 상태였다. 우측 난관에도 유착이 있어 압력을 가하면 약간 뚫리지만 평소에는 막힌 상태임을 알고 수술하는 편이 좋다고 생각되었다.

수술을 하고 배를 보자, 좌측 난관에는 고름이 고여 있어 결국 제거해야 했다. 우측 난관의 제일 끝 부분의 유착을 떼고 새로운 입구를 만드는 수술을 했다.

수술하고 나서 다음에도 통기나 통수를 계속해서 내린 결과 수술한지 꼭 1년만에 임신했다. 다행히 자궁외 임신의 징후도 없기 때문에 그 사이 틀림없이 건강한 아이가 태어날 것이다.

□마음의 통증

그 날 A씨는 완전히 친구가 된 S씨와 함께 병원을 나왔다. 역 빌딩에서 쇼핑을 해야 한다는 S씨와 그곳에서 헤어지고 혼자가 된 A씨는 오늘의 강의 때, 뜻밖의 통증을 새롭게 느낀 자신의 오래된 상처를 떠올렸다.

그것은 이전 한 번밖에 한 적이 없었던 인공임신중절의 기억이었다. 의사의 이야기를 메모하면서 그녀는 순간, 어쩌면 이 수술이 아이가 생기지 않는 원인이 아닐까 라고 생각했다. 차 속에 있는 A씨의 머리속에서는 중절, 염증, 난관 폐쇄, 불임……등 꺼림칙한 말이 쇠사슬에 연결된 듯이 빙글빙글 소용돌이치고 있었다.

문득 정신을 차리자 벌써 자신이 내릴 역이었다. 선로 위에 걸쳐진 다리가 통로도 사무실도 되는 그 역의 개찰구에서 집쪽을 바라보니 석양이 역광이 되어 나무들이 새까맣게 그녀 앞에 가로막아서 있는 듯이 보였다. 가는 길에는 태양에 빛나고 있던 저 선명한 녹색은 도대체 어디로 가 버린 것일까?

□난관 검사일에

수일 후, A씨는 조금 원기를 회복했다.

난관에 대한 강의를 들은 날 밤, 늦게 돌아온 남편에게 그녀가 느낀 불안을 이야기해 보았지만, '중절이 원인이라고 단정해서는 안 된다'라고 불쾌하게 일축당해 버렸다. 그 때는 '당신도 저 때는 찬성했으면서'라든가 '도대체 아이가 갖고 싶다고 말을 꺼낸 것은 누구예요?'라든가, 남편에게 하고 싶은 말이 입에서 막 나가려고 했지만 검사를 해 보지 않으면 모른 다고 하는 그의 말도 일리 있었고, 난관 통기 검사 후에는 흔히 임신하는 경우가 있다고 의사도 말하고 있었던 점 등을 생각해 내고 오늘의 검사를 예약대로 받기로 했다.

창구에 진찰권을 내밀고 다시 기초 체온표를 내밀고, A씨는 답답한 마음으로 자신의 순서가 오기를 기다렸다.

이윽고, 이름이 불리고 A씨는 검사가 이루어지는 방에 들어갔다.

담당 의사는 체온표와 카테르를 보면서 출혈이나 복통, 발열 등의 이상 이 없음을 A씨로부터 물어서 알아내자 진찰대에 올라가도록 지시했다.

전신의 힘을 빼고 배를 천천히 호흡을 하고…… 학급 때의 말을 자기 자신에게 몇 번이나 속삭이고 3~4분 지났을까, 아랫배가 생리때와 같이 아픈 느낌이 들어 지금부터 괴로워지는 것일까 라고 생각하기 시작했을 때 통기 검사는 끝나고 있었다.

몸단장을 하고 있는데 오른쪽 늑골부터 어깨 끝쪽에 걸쳐서 통증이 찾아왔다. 간호사가 일찌감치 찾아와서 도와주어 침대까지 안내해 주었 다. 이번은 가슴으로 천천히 숨을 들이쉬고 있으면 곧 편안해진다고 가르 쳐 주었다.

그러나, A씨에게 있어서는 어깨의 통증은 그다지 괴로운 것은 아니었 다. 그것이 난관이 뚫려 있다는 증거의 하나임을 그녀는 알고 있어, 마음속으로는 오히려 그것을 바라고 있었기 때문일 지도 모른다.

10분도 채 되기 전에 통증은 없어져 버렸다.

오후에 이루어진 뢴트겐 검사는 통기와 아주 비슷하고 오히려 통기보다 편했다.

단, 진찰대 옆에는 굵은 고무관이 달린 큰 기계가 있어 원자로를 연상시켜서 조금 기분이 나빴지만 옆에 의사가 있어 주었기 때문에 마음 든든하고 그다지 걱정되지 않았다.

의사는 텔레비전의 화면을 보면서 배 위를 고무 장갑으로 가볍게 문지른 후 유리창 속의 뢴트겐 의사에게 신호를 했다. 지시대로 숨을 들이쉬고, 내뱉고, 멈추고 있으니 전차의 문을 개폐하는 듯한 소리가 나고 뢴트겐 촬영은 끝났다.

질속에 가제가 들어 있기 때문에 자기 전에 반드시 뺄 것, 그 때 소량의 붉은 대하가 나와도 걱정하지 말 것, 감염 방지의 약을 반드시 복용할 것, 내일 다시 한 번 뢴트겐을 찍으러 올 것 등, 간호사가 검사후의 주의를 주고 메모까지 건네주었다.

어깨의 무거운 짐을 내린 후와 같이 함께 검사를 끝낸 사람끼리는 한결같이 안심하고 한때의 수다에 흥을 올리고 나서 집근처에 도착했다. 물론 A씨도 그 중 한사람이었다.

다음날의 촬영은 아무런 조작도 없이 그저 누워서 사진을 찍을 뿐 곧 끝났다.

다음주 뢴트겐 검사 결과를 드디어 알 수 있는 날이 왔다. 오후의 대합실에는 몇 사람, 낯익은 얼굴이 있었고 그 중에 S씨의 얼굴도 보였다. 묻자, 이 병원에서는 지난주에 검사한 사람을 이 날에 모아서 결과를 이야기하고 있는 듯이 날은 다르지만 S씨도 같은 주에 검사를 받았다는 것이 된다.

대합실의 화제는 의논한 듯이 검사의 이야기뿐으로 그 때의 통증을 신경쓰는 사람이나 이전에 받은 대학 병원에서의 검사 이야기를 꺼내는 사람 등, 얼마나 지금의 걱정거리가, 검사 결과에 집중해 있는지를 엿볼 수 있었다.

A씨는 바로 면접 시험을 앞에 둔 수험생과 같은 마음으로 순서를 기다렸다.

이름이 불려서 들어가자 뢴트겐 검사 때의 의사가, 광상자에 필름을 걸고, 카테르에 뭔가를 기입하고 있었다.

의사는 우선 '난관의 통과 방법에 관해서는 거의 합격이예요'라고 말했다.

A씨가 안도의 마음을 다 숨기지 못하고 있는데 의사는 A씨의 필름을 가리키며 이곳이 자궁, 이곳이 난관, 이것이 다음날의 흩어지는 상태……라고 가르쳐 준 후, 통기가 연축형으로 조금 나쁜 것 같기 때문에 다시 한번 통기해 볼 필요가 있다고 생각하지만 다른 검사가 전부 끝나고 나서가 될 것이라고 말했다.

계속해서 그때까지 실시한 검사 결과에 대해서도 대강 가르쳐 주었지만 이것도 다행히 이상이 없었다.

'그럼 왜 아이가 생기지 않죠?' H씨는 무심결에 물었다. '아직 검사가 남아 있어요. 우선 이거예요.'라고 의사는 카테르의 일부를 손가락으로 나타냈다. A씨의 불임증 전문 카테르에는 확실히 아직 몇 개의 공란이 있고, 의사의 지시는 '정액 검사'라고 하는 항목을 가리키고 있었다.

'남편의 검사는 좀더 빨리 해도 좋았겠지만 부인의 검사가 여기까지 끝난 이상에는 남편의 검사가 꼭 필요하다. 이번은 남편의 정액 검사를 해주세요.' 선생은 말했다.

대합실은 이야기를 끝낸 사람들로 북적대고 있었다. 건네받은 뢴트겐 카피를 국민학생 무렵 성적표를 그랬듯이, 서로에게 보이며 이야기가 활기를 띠는 사이에, 결과가 좋은 사람만 있는 것이 아님을 깨달았다.

난관의 통과가 상당히 나쁘다고 하는 사람도, 몇 사람인가 있는 것 같았고, 거의 희망을 가질 수 없는 듯한 말을 들은 사람도 있는 것 같았다. S씨도 그 중 한 사람으로 복강경으로 뱃속을 들여다보는 검사를 할 것을 권유받고, 우울한 얼굴을 하고 있었다.

그런 S씨에게는 언짢은 기분도 들었지만, A씨쪽은 기분이 상쾌했다. 조건부일지라도 일단 합격이라는 이유로 걱정하고 있던 저 중절 수술은 상처를 남기고 있지 않았던 것 같고, 다른 검사에도 이상은 없었다. 이번은 남편에게 정신을 차리게 할 차례다……. 귀가를 서두르는 A씨는 저녁 반찬은 비프 스테이크로 하자라고 아무렇지 않게 결정하고 있었다.

□ 남자의 에고이즘

장마철이 되기도 전에, 비가 내리는 날이 계속되고 있었다. 남편에게는 의사로부터 들은 대로의 이야기를 하고 정액 검사를 하러 가 주도록 A씨가 부탁하였는데, 그는 바쁘다는 이유로 아직 검사를 받지 않았다.

'월경혈의 배양 검사는 결과가 나오는데 2개월이나 걸리기 때문에 결과를 아직 모르지만, 그 이외의 검사는 통기만 좀 나쁠 뿐이고, 나머지는 합격이예요.' A씨가 말했을 때, 남편은 믿기지 않는 것 같은 표정으로 오히려 불만인 듯했다. 기뻐해 줄 것이라고만 생각하고 있던 기대가 배반 당했을 때, 그녀는 남자의 에고이즘을 느꼈다. 처음부터 잘못된 쪽은 여자

쪽이라고 정하고 있다. 자신은 괜찮다고 믿고 있다. 따라서 그것을 뒤집어
버릴 지도 모르는 정밀 검사를 일을 핑계삼아 피하고 있는 것은 아닐까?
──그런 억측도 가능한 것 같았다.

 이번의 불임 교실은 남성에 관한 것이기 때문에 가능하면 남편과 함께
듣기를 의사는 권유했었는데, 마침내 그것도 되지 않아, 그 날도 A씨만
나가게 되었다.

 교실에는 여느때보다 남성의 모습이 많았고, 그 탓일까 수다는 적은
듯했다. 어떤 이유인지 S씨는 눈에 띄지 않고, 강의가 시작되어도 결국
그 모습을 나타내지 않았다.

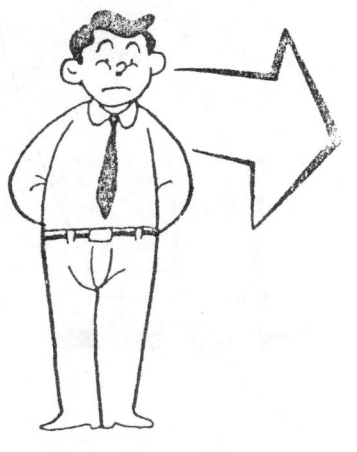

남자의 쓸데없는 에고이즘은 불임 치료에 결코 도움이 되지 않는다.

쓸데 없는
고집은 금물.

불임의 원인은 과연 여성만의 문제인가?

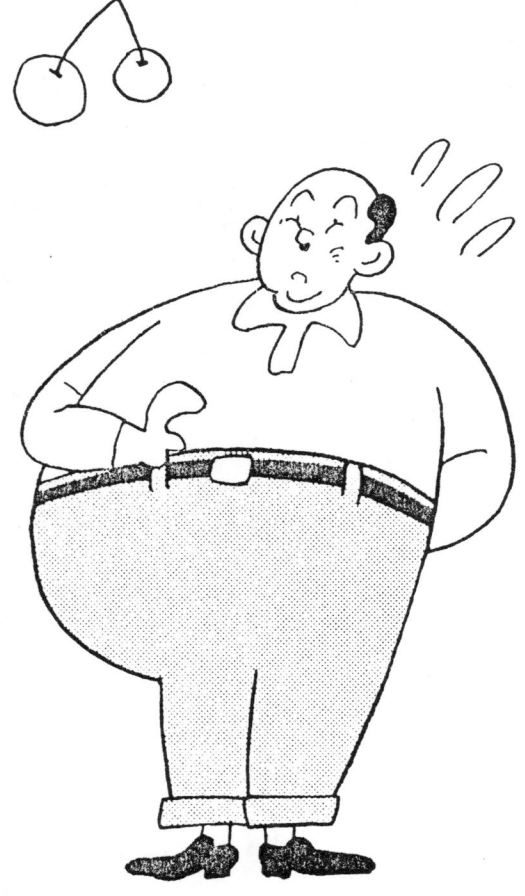

옛날에는 불임의 원인이 모두 여성에게만 있는 것으로 간주된 적이 있었다. 하지만 의학의 발달과 검사의 다양화에 의해, 불임은 남성과 여성의 쌍방 모두에게 그 책임이 있는 것으로 나타나고 있다.

제 4 장

남성 불임(男性不姙),
의외로 많다

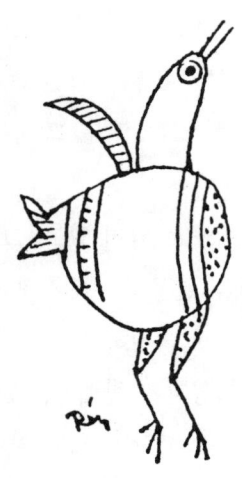

□생명 탄생의 비밀

이런 사실은 충분히 알 것이라 생각하지만 사람의 생명은 난자만으로는 태어나지 못한다. 난자와 정자가 결합해야 비로소 탄생하는 것이다.

이 정자는, 크기는 난자보다 훨씬 작고, 작은 머리와 긴 털을 갖고 있어 잘 돌아다니는 성질이 있고, 외견상 난자와는 전혀 다르다. 난자는 영양분을 듬뿍 포함하고 있고 더구나 착상해서 모태로부터 영양분을 흡수할 수 있는 것 같은 장치를 갖고 있지만 스스로 돌아다닐 수 없다.

또한, 정자는 멀리에서 자신의 목적지를 찾아 내는 능력이 갖춰져 있어 목적지로 쏜살같이 돌진해 간다. 그 행동은 좀 무모하고, 묵직한 면이 부족하지만 이것은, 목적인 난자는 약 1개월에 1개밖에 나오지 않는데, 정자쪽은 1회에 1억 이상이나 사정되어 최근의 대학 입시보다 월등히 격렬한 난자 획득 경쟁을 전개하기 때문일 지도 모른다.

이와 같이, 난자와 정자는 정말로 대조적인 존재이지만 그것은 목적을 완수하기 위한 부수적인 역할뿐으로 '생명' 그 자체에 있어서 역할의 중요성은 완전히 대등하다.

생물의 신체는 극히 작은 세포로 되어 있고, 그 하나 하나에는 그 생물의 특징적인 여러 가지 성질을 결정하는 염색체라고 하는 팽대(膨大)한 정보 기억 장치가 있어서 새롭게 대치하는 모든 세포에 그것이 전달되지만, 그 염색체의 수가 난자와 정자에 한해서, 보통 세포의 반이 되고 있다. 즉, 난자와 정자는 각각은 반 사람 몫으로 양자가 결합되어야 비로소 한 사람 몫의 세포 즉 새로운 생명이 탄생하게 된다. 바꿔 말하자면, 난자와 정자란 보물섬에 대한 비밀 지도의 반 씩을 마친 가진 숙명의 두 사람의 주인공과 같은 것으로 쌍방이 만남으로서만 빛나는 보물을 손에 넣을 수 있다.

　지금까지, 불임증 검사나 치료라고 하면 자칫 여성 쪽에만 관심이 쏠리고 남성쪽은 소홀히 되기 쉬운 경향이 있었다.

　이번에 이 남성 불임에 대하여 이야기하고자 한다.

난자는 1개월에 약 1개밖에 나오지 않는데 비해, 정자는 1회 사정할 때 약 1억 마리 이상이나 나온다.

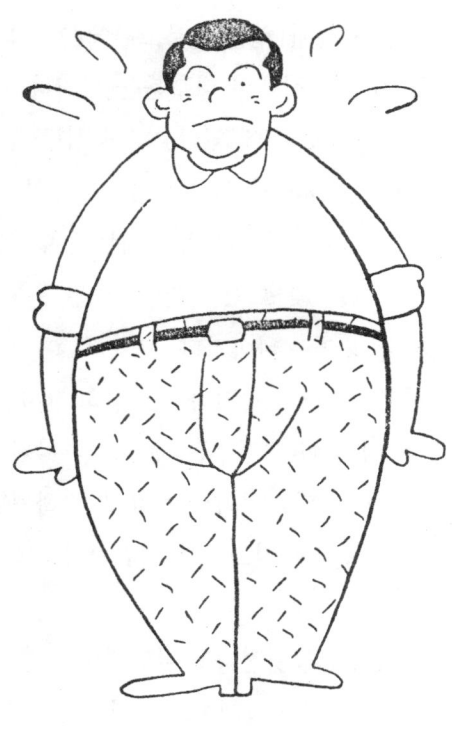

남성 성기와 정자

처음에 우선 남성 성기의 구조와 작용에 대해서 대강 설명해 둔다.

남성의 성기는 대충 말하자면 정자를 만들고 남성 호르몬을 분비하는 고환(睾丸 ; 여성의 난소에 해당한다고 하는 의미로 정소(精巢)라고도 불린다), 고환 위에 얹혀 있는 부고환, 이것들을 감싸는 음낭(陰囊), 부고환에서 길게 뻗어 있는 정관(精管), 부고환에서의 분비물이나 정자의 양을 조정하는 정낭(精囊), 정액의 대부분을 차지하는 전립선액(前立腺液)을 분비하는 전립선(요도 속에 있다) 및 음경(陰莖)으로 되어 있다.

정자는 60μ(1미크론은 1mm의 천 분의 1) 정도의 길이로 두부, 경부, 체부, 미부의 4부분으로 나눠져 있다. 두부에는 무수라고도 말할 수 있는 유전자를 포함한 염색체를 갖고 있다. 긴 미부는 운동기로 국자와 같이 이 꼬리를 움직여서 전방으로 나아간다.

이 정자는 보통 사춘기부터 노년기까지 상당히 장시간에 걸쳐서 고환에서 계속 만들어진다. 이 점이 폐경후는 배란되지 않게 되는 난자와 다르다. 몇 세 정도까지 정자가 만들어지느냐, 바꿔 말하자면 남성은 몇 세까지 여성을 임신시키는 능력을 갖느냐는 개인차가 있어 일률적으로 말할 수는 없다.

또한, 정자는 고환에서 만들어진다고 설명해도 고환내의 셀트리 세포에서 만들어지는 정자는 아직 미숙해서, 한 사람 몫이라고 말할 수 있는 상태가 아니다. 차례대로 보내기에 약 10일간 정도 부고환내에 있는 동안에 성숙한다. 그래도 아직 운동력은 없고 이 운동성은 사정 때 전립선이나 정낭선 등의 분비액과 섞였을 때 비로소 주어져서 활발히 움직이기 시작한다.

소위 정액이라고 하는 것은 전립선액이나 정낭선액, 정자 등이 합쳐진 것으로 정자는 극히 일부분에 불과하다. 정액의 대부분은 앞에도 이야기한 전립선으로부터의 분비액이다. 사정 직후의 정액 속에는 젤리상의 알이 섞여 있지만, 20~30분 사이에는 이것도 사라지고 한결같이 유백색의 액이 된다.

1회의 사정으로 사출되는 정액은 평균 3~4ml로 건강한 남성에서는 그 속에 2~3억의 정자가 있다고 일컬어진다. 이 정자는 약알칼리성의 환경을 좋아하고 산성 환경에는 약한 성질을 가지고 있다. 따라서 전립선액 등도 약알칼리성으로 되어 있지만, 질내는 약산성으로 정자에게 있어서는 질색이라고도 말할 수 있는 환경으로 되어 있다. 그런데, 자궁 입구 부분의 경관 점액은 약알칼리성이기 때문에 정자는 즐겨 이쪽으로 이동해서 자궁강내에 들어가고 더욱 난관으로 거슬러 올라간다.

정자의 움직이는 속도는 평균 1초간에 20~25μ이지만 때로는 60μ 정도나 재빠른 것도 있다. 그러나, 똑바로 목적지를 향해서 나아가는 것 뿐만 아니라, 그 중에는 같은 곳을 빙글빙글 돌고 있는 듯한 것이나, 비틀비틀 주정뱅이와 같이 나아가고 있는 것도 있다. 또한, 머리가 2개 있는 것이라든가 꼬리가 나눠져 있는 것 등 여러 가지 기형도 있다. 이와 같이 움직임이 이상한 정자나 기형 정자가 차지하는 비율이 많아지면, 역시 임신하기 어려워진다. 일반적으로 올바르게 운동하고 있는 정자가 80~85% 이상, 기형 정자는 10~15% 이하가 정상이라고 생각되고 있지만, 적어도 50~60%의 건강한 정자가 움직이고 있지 않으면 임신은 어렵다. 더구나, 한 번 사정한 후에는 정자나 정액의 양도 적어진다. 개인차는 매우 많지만 최량의 상태로 되돌아가기 위해서는 3일에서 4일 걸린다고 일컬어지고 있다.

□정자의 생명력

사정된 정자가 질이나 자궁, 난관 속에서 도대체 어느 정도의 시간동안 살고 있으냐 라고 하는 문제는 임신에 관계하는 중요한 사항이지만 일반적으로는 70시간 전후라고 생각되고 있다. 그러나, 이것은 단지 생존하고 있는 시간으로 수정시키는 능력이 되면 좀더 전, 약 42시간 정도에 상실해 버리는 것이 아닐까 라고 일컬어진다.

정자의 이 활동력은 정액 특히 전립선액에 포함되는 과당을 에너지로 하고 있다. 또한, 여성의 경관 점액이나 난관액에도 과당이 포함되어 있어 정자의 에너지원이 되고 있다. 정자는 이것들을 이용해서 자궁구부터 난관 끝까지 몇 시간이나 걸려서 긴 여행을 한다. 그 여행은 절대 편한 것이 아니다. 경관 점액도 항상 모든 여성의 그것이 정자가 좋아하는 약칼리성이라고는 할 수 없다. 또한 배란기가 되면 경관점액의 양도 늘어나지만 동시에 대장균이나 포도구균 등이 늘어나는 경우도 있다. 이와 같은 세균류는 정자의 대적이다.

이야기가 옆길로 새는 것 같지만 따라서 부부 생활 전에는 가능한 한 질부터 항문에 걸쳐서 청결히 해 둘 필요가 있다. 성교에 의해 항문 부근의 대장균이 질내로 들어가는 경우도 의외로 많아서 성교의 전후에 질내의 대장균이 2배나 차이가 난다고 하는 설이 있다. 대장균 등의 미균은 정자의 환경을 나쁘게 할 뿐만 아니라 정자응집(精子凝集)이라고 하는 현상으로 정자를 죽여 버리는 경우도 있다.

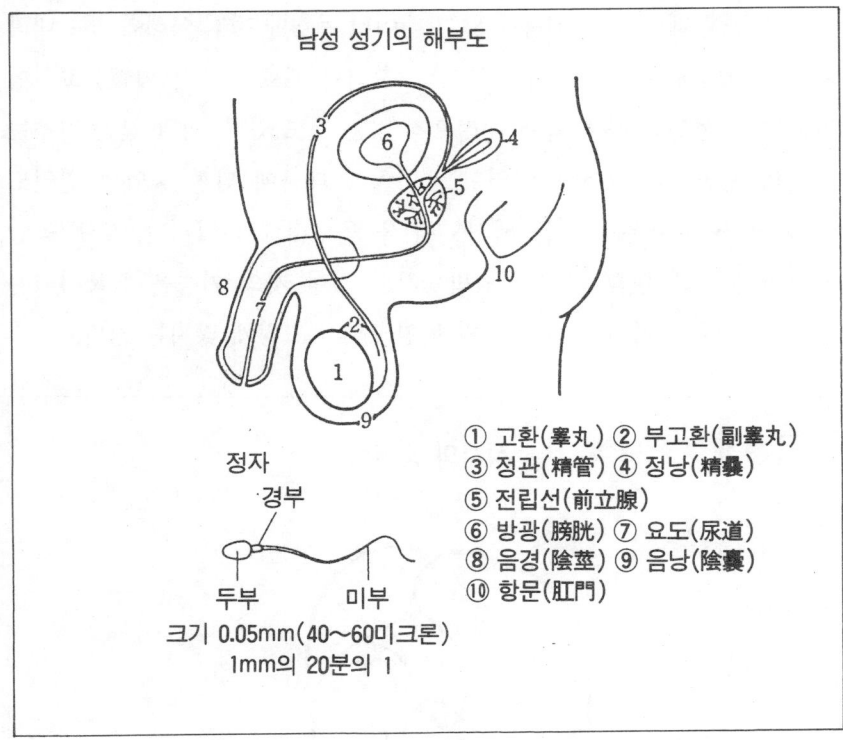

남성 성기의 해부도

정자
경부
두부   미부
크기 0.05mm(40〜60미크론)
1mm의 20분의 1

① 고환(睾丸) ② 부고환(副睾丸)
③ 정관(精管) ④ 정낭(精囊)
⑤ 전립선(前立腺)
⑥ 방광(膀胱) ⑦ 요도(尿道)
⑧ 음경(陰莖) ⑨ 음낭(陰囊)
⑩ 항문(肛門)

　어쨌든, 이와 같이 무수한 난관을 돌파해서 난관의 팽대부까지 도달한 정자가 그곳에서 겨우 난자와 결합할 수 있는 기회를 얻는다. 그 행운을 획득할 수 있는 정자는 몇 천만 몇 억 중의 단 1개로 수정을 끝낸 세포는 다른 정자를 접근시키지 않게 된다.

　더구나 정자의 환경으로서는 온도도 적지않게 관계하는 것으로 고환내의 정자에는 체온보다 약간 낮은 것이 좋은 듯하다. 이 의미에서 음낭은 자동차로 말하자면 엔진을 식히는 라지에타의 역할을 한다고 일컬어진다. 신체로부터 고환을 일단 떼어서 체열의 직접적 영향을 피함과 동시에 그것 자체가 신축해서 일정 온도를 유지하는 작용을 하고 있다.

이 고환은 태아 때는 뱃속에 있고 태어날 무렵에 점점 아래쪽으로 내려와서 음낭내에 머무는 것이 보통이다. 그러나 때로는 정거(停留) 고환이라고 해서 완전히 음낭 속에 내려오지 않는 것도 있다. 이와 같은 경우는 정자의 생산이나 보호에 악영향을 미치기 때문에 남성 불임의 원인도 된다. 정거 고환은 수술을 해서 고환을 음낭내로 내리지만, 오랫 동안 뱃속이나 서혜(鼠蹊)부에서 압박당하고 있던 것의 기능을 회복시키는 것은 어렵다. 그러나 남성 불임의 원인으로서 그렇게 많지는 않다.

정자의 생명력

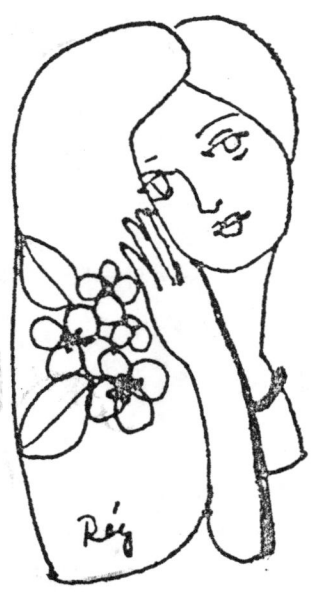

사정된 정자가 질이나 자궁, 난관 속에서 도대체 어느 정도의 시간 동안 살 수 있을까? 일반적으로 70시간 전후라고 생각되고 있지만 수정 능력 보유 기간은 약 40시간 정도로 생각되고 있다.

남성 불임의 원인

□ 정액(精液) 이상

무정자증(無精子症)

　정액 속에 정자가 전혀 포함되어 있지 않는 것으로 정액 이상이 불임 원인의 30~40%를 차지하고 있다. 이 무정자증에는 원래 고환에 정자를 만드는 능력이 없는 것과, 고환에서는 만들어지고 있지만 그것을 보내는 정관 등이 막혀 있기 때문에 사출되지 않는 것이 있다. 후자의 경우도 그 기간이 길어지면 고환의 작용도 점점 저하해서 이윽고는 정자를 만드는 능력을 상실해 버린다.

　무정자증의 원인으로서는 고환이나 부고환 및 그 주위의 결핵이 압도적으로 많아, 선천성 정자를 만드는 능력이 없는 사람을 제외하면 무정자증의 약 반은 이 원인에 의한다고 일컬어지고 있다. 이 밖의 원인으로서는 사춘기 이후의 유행성 이하선염(流行性耳下腺炎)이나 무거운 임병(淋病), 고환의 염증, 말라리아 등이 있다. 또한, 교통 사고 등으로 인해 고환이나 정관에 부상을 입은 경우 등도 무정자증이 되는 경우가 있다.

직업도 관계한다?

　정신 노동을 주로 하는 직업의 남성과 육체 노동자를 비교하면 전자 쪽에 무정자증이 많다고 하는 통계가 있다. 그렇다면 이것은 일종의 직업병 혹은 공해라고 하게 되지만 이것은 도시에서의 조사로 당연 사무계의

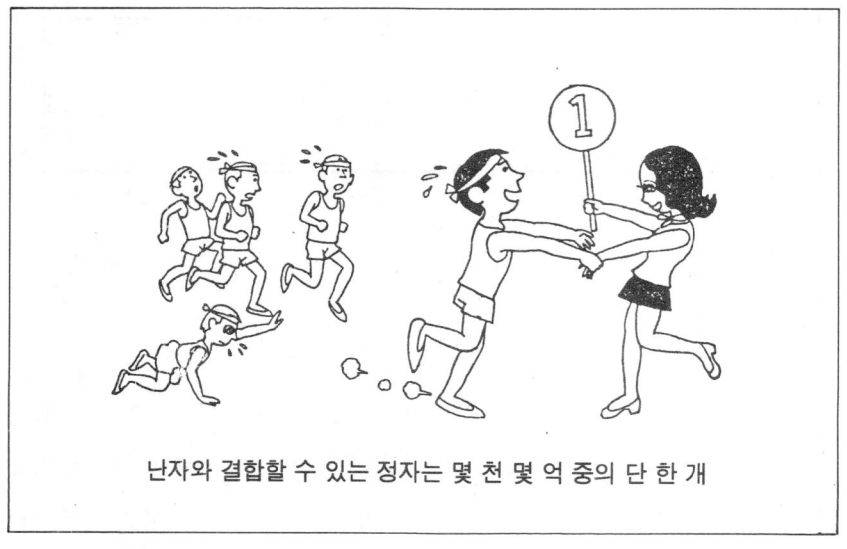

난자와 결합할 수 있는 정자는 몇 천 몇 억 중의 단 한 개

사람이 대상으로 많아지기 때문에 이것만으로 단정하는 것은 무리일 것 같다. 또한, 육체 노동자의 경우라도 정자에 악영향을 주는 약품(예를 들면 제조중지가 된 벤졸 등)이나 유리, 전기 용접, 납 등에 관계하고 있는 남성들에게 특히 무정자증이 많은 경향도 인정되지 않는다. 다만, 다량으로 방사선을 쏘이면 무정자증의 우려가 강해지는 경향이 있어, 원폭 피해를 받은 남성에게 무정자증이 많았던 사실은 조사로 분명해지고 있다. 따라서, 뢴트겐 기사 등 방사선을 취급하는 말을 하고 있는 사람들은 주의할 필요가 있다. 주의하고 있으면 그 걱정은 없지만 부주의나 사고로 장해가 일어날 가능성은 있다. 원자력 시대로 앞으로는 방사선을 다루는 사람들도 차츰 증가하리라 생각되지만 그 장해로부터의 보호라고 하는 점도 큰 문제가 될 것이다.

술 · 담배와 무정자증

술을 많이 마시면 정자가 적어지는 것이 아닐까 ……하고 걱정하는 사람이 있지만, 술꾼에게 특히 무정자증이 많다고 하는 사실은 없는 것 같다. 단, 과도한 음주는 성욕을 감퇴시키기 때문에 이것에 문제가 있을지 모른다. 또한, 알콜 중독이라도 되면 무정자증보다도 오히려 이상아의 출생이 문제가 되고 있다.

다음이, 담배인데, 이것도 담배를 피우는 사람에게 특히 무정자증이 많다고는 말할 수 없는 것 같다. 담배를 피우는 사람과 피우지 않는 사람으로 나눠서 비교해 봐도 또한 많이 피우는 사람과 조금밖에 피우지 않는 사람과 비교해 봐도, 이것이 무정자증과 특히 관계한다고 하는 경향은 인정되지 않는다.

더구나 선천성 무정자증으로서는 조금 전 설명한 정거 고환(停留 睾丸) 외, 남성가성반음양(男性假性半陰陽)이라고 불리는 성기의 기형에 따르는 것, 염색체 이상에 의한 클라인펠타 증후군의 경우 등도 있지만, 이것들은 극히 드물게 있다.

정자감소증

무정자증은 아니지만 정액속에 있는 정자의 수가 임신이 가능할 만큼 없는 것을 말한다. 자연스런 임신을 기대하기 위해서는 보통 1회에 사정되는 정액속에 정자는 5000만 이상 필요하다고 생각되고 있기 때문에 그 이하 밖에 없는 경우를 일단 정자감소증이라고 한다. 그러나, 1000만 이하의 무정자증에 가까운 경우는 차치하고, 3000~4000만 정도라도 임신이 가능한 경우도 있다.

정자 무력증

사정된 정자의 움직임이 약해서 수정시킬 만큼의 힘을 갖지 않는 경우를 말한다. 일단 정자의 수와는 분리해서 생각하기 때문에 정자의 수는 많이 있어도 정자무력증이라고 하는 경우는 있을 수 있지만 대부분의 경우는 정자 감소증이나 정자사멸증(정액 속에 죽은 정자 밖에 없는 경우), 혹은 기형 정자 등과 동거하고 있다.

무정액증

정자가 만들어지고 있지만 정액이 없는 경우이다. 대부분의 경우 정낭선이나 전립선 등의 병이 원인으로 정액이 적어지거나 때로는 완전히 나오지 않게 되어 버린다. 당연히 정자도 사정되기 어려워지고 움직임도 나빠져서 정자 무력증으로 이어진다.

역류 정액

보통 사정된 정액은 요도구로부터 기세 좋게 나오지만, 이것이 때로는 방광쪽으로 역류해 버리는 경우가 있다. 이와 같은 경우는 무정액증과 비슷하지만 정액이나 정자는 만들어지고 있기 때문에 무정액증이나 무정자증과는 일단 구별한다. 그러나 사람에 따라서는 이 역류 사정이 매번이 아니고, 가끔 역류하는 경우나 그 반대로 대부분의 경우 역류하고 가끔 정상적인 사정을 하는 경우가 있기 때문에 정확히 진단하기 위해서는 반복해서 정액 검사를 하는 외에는 방법이 없다. 역류 사정의 유무는 사정 후에 배뇨해서 소변속의 정자를 검사하면 알 수 있다.

□성교 장해

임포텐츠(Impotenz)

남성이 발기하지 않으면 당연한 일이지만 여성을 임신시킬 수 없다. 이 임포텐츠는 교통사고로 인한 척수 손상이나 당뇨병 등 신경계나 혈관계의 상처나 병에 의한 것도 일부 있지만, 가장 많은 것은 과거의 실패 등으로 인한 성교에 대한 불안이나 공포, 자신감 상실 등, 심리적인 문제가 원인이 되고 있다. 당뇨병도 병 때문에 임포텐츠가 된다고 하기 보다 당뇨병에 걸리면 정력이 감퇴한다고 하는 자기 암시에 걸려서 불능 상태를 스스로 초래하고 있는 남성이 많다. 이런 심인성의 임포텐츠는 불임증 전문의 보다도 심신증의라든가 정신과의 등의 상담을 받는 것이 치료의 지름길이라고 말할 수 있을 것이다.

사정 장해

발기, 삽입은 가능해도 요도하열(尿道下裂) 등 성기의 기형이 있으면 사정해도 정액이 요도의 갈라진 틈으로 나와 버리거나 하기 때문에 수술로 치료하든가 인공 수정에 의존해야 한다.

또한 질에 대한 삽입전에 사정해 버리는 조루(早漏)나 삽입후 장시간 성교를 해도 사정하지 않는 지루(遲漏 ; 질내사정불능), 가령 그럭저럭 질내에 사정할 수 있어도 정액의 사출력이 매우 약하다고 하는 경우 등도 불임의 원인이 된다.

□정자 면역에 대해서

여러 가지 검사로부터 모두 아무 곳에도 이상은 인정되지 않는데 전혀 임신하지 않는다고 하는 경우도 세상에는 있다. 따라서 아이는 하늘에서

점지하는 것이라고 하겠지만 의학적으로는 그 원인이 여러 가지로 생각되고 있으며, 그 하나에 이 정자 면역이 있다.

우리들의 신체에는 면역이라고 하는 현상이 있다. 예를 들면 홍역에 한 번 걸린 사람은 면역이 생겨서 두 번 다시 걸리지 않은 것이 보통이다. 질이 나쁜 미균이나 바이러스에 대해서 이와 같은 방어 구조가 있는 것은 매우 고마운 일이지만 때로는 과잉방위의 형태로 신체에게 있어서 전혀 유해하지 않는 것까지 배제하려고 하는 현상을 볼 수 있다. 소위 알레르기 반응(항원항체현상)으로 천식이라든가 두드러기가 그것에 해당한다. 알레르기성 질환에서는 신체에 해가 있고 없고는 차치(且置)하고, 어쨌든 그 물질(항변)이 신체속에 들어오면 이것에 항체가 결부되어 여러 가지 곤란한 증상을 일으킨다. 이와 같이 특별히 곤란한 증상은 일어나지 않지만, 특정의 정자(항원)가 들어오면 여성의 신체 속에 준비되어 있는 항체(면역체)가 이것과 결합해서 죽여 버리는 것은 아닐까 라고 생각되는 것이 이 정자 면역이다. 정자 면역이 있으면 달리 아무런 이상이 없어도 임신은 기대할 수 없다.

치료법으로서는 2개월부터 3개월 정도 콘돔을 사용한 성교를 해서 여성의 체내에 정자도 정액도 들어가지 않도록 하고, 면역이 사라졌을 무렵 보통의 성교를 실시하는 방법이 취해진다. 이 요법에 의해서 상당한 비율로 임신하는 경향이 있다. 면역이 있는 동안은 가령 수정하고 착상해도 그 수정란이 도중에서 죽어 버리는 경우도 있다는 사실이 동물 실험에서 밝혀지고 있다.

남성 불임의 검사

그럼 이 남성 불임의 검사는 어떻게 해서 실시하는 것일까? 말할 필요도 없이 그 중심은 정액 검사이다.

□정액 검사

적당한 시기

앞에서 설명했듯이 한 번 사정한 후는 정자나 정액의 양이 감소하고 또 그 회복은 사람에 따라서, 연령에 따라서 상당한 개인차가 있지만 보통 정액 검사는 5~8일 정도의 금욕 후에 실시하는 것이 적당하다고 생각되고 있다.

정액의 채취 방법

조금 믿기지 않을 지도 모르지만, 정액이나 정자의 양은 단지 사정 횟수에 좌우될 뿐만 아니라, 그 때의 환경이나 심리 상태에 따라서도 달라진다. 가장 그 양이 많은 것은 역시 좋아하는 여성과의 쾌적한 환경 아래에서의 성교에 의한 사정일 것이다. 그러나, 성교시에 사정된 정액을 채취해서 검사에 사용하는 것은 유감스럽게 불가능하다. 콘돔을 사용하면 생각하는 사람도 있겠지만 콘돔은 정자의 움직임을 나쁘게 하는 경향이 있기 때문에 검사로 적당하지 않다. 따라서, 현재는 유리 또는 도기의 청결한 용기에 수음(手淫 ; 마스터베이션)으로 채취해서 이것을 검사에 이용하는 것이 최선의 방법이라고 생각되고 있다. 채취하고 나서 너무 시간을 두면 물론 운동성이 나빠지기 때문에 3시간 이내에 검사할 수 있도록 해야 한다. 그렇다고 해서 채취후 빠르면 빠를수록 좋은 것도 아니어서 사정 직후의 정액은 전술과 같이 전립선액과 정낭선액이 충분히 섞여 있지 않고 젤리상의 알들이 있어 검사하기 어려우므로 약 30분은 실내에 방치해 둘 필요가 있다.

한 번만으로는 알 수 없는 경우도 있다

이상의 사실을 생각하면 검사 직전이 되어 병원의 혼잡한 화장실 등에서 허둥지둥 정액을 채취하는 데에는 조금 문제가 있다. 그것을 위한 특별한 장소가 준비되어 있는 병원이라면 문제가 없지만 대부분의 경우, 그것은 기대할 수 없다. 그렇게 되면 제대로 채취할 수 없다든가 채취할 수 있어도 정자수가 적다. 움직임이 약한 경우도 있다.

또한, 정신적인 긴장이나 육체적인 피로가 오래 계속되어도 일시적으로 정자수가 적어지는 경우가 있다. 따라서, 이와 같이 바람직하지 않은 조건 아래에서 정액을 채취했을 경우는 그 검사 결과에 비관하지 말고, 2번, 3번 반복해서 검사를 받아 볼 필요가 있을 것이다. 병원이 가까우면 자택에서 채취해서 병원으로 가져가는 방법도 있다.

□그 밖의 검사

정액 검사에서 극단적으로 정자가 적은 경우, 혹은 정자가 전혀 없는 경우는 그 원인이 정자를 만드는 부분에 있는지 그렇지 않으면 정자의 통로에 있는지를 조사하는데 그것에는 다음과 같이 여러 가지 검사가 있다.

(1) 고환의 조직 검사

이것은 고환생검법(睾丸生檢法)이라고 해서 고환의 일부를 잘라내서 정자를 만드는 능력이 있는지 어떤지를 조사하는 검사이지만, 갑자기 아프기 때문에 마취를 하고 실시한다. 그러나, 입원할 필요는 없고, 마취가 깨면 귀가할 수 있다.

(2) 정로촬영법

고환에 정자를 만드는 능력이 있어도 그 통로(여성으로 말하자면 난관에 해당하는 정관 등)에 장해가 있으면 역시 임신은 불가능하다. 그래서 통로에 이상이 없는지를 보기 위해서 음경 끝에서 가는 관을 넣어 정관이나 정낭선, 사정관 등을 뢴트겐 촬영해서 조사하는 검사이다.

(3) 호르몬 검사

여성의 뇌하수체로부터 난포자극호르몬이나 황체화 호르몬이 분비되듯이, 남성의 하수체로부터는 정자의 생산을 명령하는 호르몬이 나오고 있다. 이것은 그 분비가 정상적으로 이루어지고 있는지를 조사하는 검사이지만, 실제로 하수체의 분비 장해 때문에 무정자증이나 정자 감소증이 되는 예는 매우 적다.

(4) 염색체 검사

이것도 매우 드물지만 유전의 설계도인 염색체 이상에 의한 무정자증도 있으므로 이것을 조사하기 위한 검사이다.

남성 불임의 치료법

　남성 불임의 치료법으로서는 여러 가지 약에 의한 방법, 수술로 치료하는 방법 등이 있지만 남성 불임의 대부분은 고환에 정자를 만드는 능력이 없는 것이기 때문에 전체의 치료 성적은 반드시 좋다고는 할 수 없다.

□호르몬 요법

　여성 불임의 호르몬 요법과 마찬가지로 상당히 어려운 것이다. 사용 방법이나 기간이 틀리면 치료전보다 오히려 나빠지는 경우도 있기 때문에 반드시 그 효과를 신중히 보면서 전문의의 치료를 받을 필요가 있다. 이런 의미에서 엉뚱한 비전문가의 요법은 가장 위험하고, 되돌이킬 수 없게 될 우려가 있다는 점도 염두에 두어야 할 것이다. 사용하는 호르몬제에도 많은 종류가 있어 어느 것을 선택하느냐도 전문적인 지식이나 경험을 필요로 하는 것이다.

□비타민 요법

　비타민 B_{12}나 비타민 E의 복용이, 정자 감소증에 효과가 있다고 생각되고 있다.

□수술

결핵, 임병 등의 염증이나 상처 등에 의해서 정자의 통로(정로)가 막혀 있을 때는 나쁜 부분을 잘라내서 다시 연결하는 수술이 이루어진다. 그러나, 어쨌든 가는 관이기 때문에 수술의 성공률은 좋지 않다. 막혀 있는 장소에 따라서 다르지만 전반 성공률은 10%에서 고작 35% 정도이다. 가장 수술하기 쉬운 장소에서 파이프 커트(남성 불임 수술)를 했을 경우라도 막상 원래대로 되돌리려고 하면 상당히 어렵다. 또한, 너무 오랫동안 정로가 막혀 있던 경우는 정자를 만드는 능력도 저하되고 있는 경우가 많기 때문에 수술 그 자체는 성공해도 결과적으로는 임신을 기대할 수 없다는 경우도 있다.

이 외, 앞에 설명한 정거(停留) 고환이라든가, 때로는 음낭 수종이라고 하는 것도 수술로 치료하고 기능을 높이는 경우도 있다.

□임포텐츠의 진단과 치료

고환에서 정자가 만들어지고 있고, 그 통로에 아무런 장해가 없어도 임신을 기대한다면 남성의 경우 음경의 발기라고 하는 전제 조건이 만족되어야 한다. 또한, 발기해도 질내에서 사정할 수 없는 경우라면 곤란하다. 요컨대 자연스러운 성교가 불가능한 경우를 임포텐츠(불능)라고 하지만, 자연스러운 성교를 영위하기 위해서는 신경계나 혈관계, 혹은 제근육의 상호 협력이 필요하고, 인간의 경우에는 더욱 여기에 대뇌피질의 작용이 중요한 역할을 차지하고 있기 때문에 남성 불능의 원인이 상당히 복잡하다. 그러나, 그 원인을 크게 나누면, 기질적 원인과 기능적 원인 두 가지로 나눌 수 있다.

기질성(器質性) 임포텐츠

교통 사고 등으로 인한 척추나 요추의 부상이라든가 당뇨병, 간장병 등의 병 때문에 발기에 필요한 신경, 혈관, 근육 등이 손상당해서 그것 때문에 일어나는 것을 기질성 임포텐츠라고 한다. 극히 일부에는 선천성 과 같은 방해를 갖고 있는 경우도 있지만, 일시적으로는 과도한 음주나 약제 등에 의해 일어나는 경우도 있다. 이와 같은 임포텐츠는 비뇨기과 의사와 상담해서 우선 원인을 제거하는 것이 선결 문제이다.

기능성(機能性) 임포텐츠

어디를 비교해 봐도 기질적 장해(눈에 보이는 병변이라고 생각해도 좋을 것이다)는 없는데, 심리적인 장해가 원인이 되어 일어나는 것을 말한다. 전술과 같이, 그 대부분은 무의식의 성교 불안이나 성교 거부에서 일어난다. 임포텐츠의 99%는 이 기능성 임포텐츠로 몽정(夢精)이 있다든 가, 방광에 소변이 고였을 때는 발기한다든가, 마스터베이션에 의한 사정 은 가능한다든가, 혹은 성교 상대가 바뀌면 사정할 수 있다고 하는 경우는 우선 기능성 임포텐츠라고 해도 좋을 것이다.

기능성 임포텐츠는 그 방면에 경험이 풍부한 심료내과의(심신증의), 신경과의, 정신분석학자, 혹은 심리학자 등의 치료를 받을 필요가 있다. 어쨌든 스스로는 깨닫지 못하는 깊은 의식하의 문제이기 때문에 우선 자신의 고민이나 불안, 불만 등을 모두 털어내고, 느긋하고 끈기있게 지도 를 받도록 한다.

인공 수정에 대해서

□두 가지의 종류가 있다

인공 수정에는 이미 아시리라고 생각하지만 남편의 정액을 사용하는 경우와 남편 이외의 건강한 남성의 정액을 이용하는 경우의 두 종류가 있다. 그리고, 전자를 배우자간(부부간) 인공 수정, 후자를 비배우자간(비부부간) 인공 수정이라고 한다.

인간의 인공 수정이 최초로 성공한 것은 지금으로부터 약 180년쯤 전으로 남편측에 요도 기형이 있기 때문에 아이가 생기지 않았던 영국의 어느 부부에게서 이루어졌다. 물론 이것은 부부간 인공 수정으로 비부부간의 인공 수정이 되면 여러 가지 문제가 얽히는 탓일까, 비배우자간 인공수정의 최초 성공 사례는 이것보다 상당히 이후로 약 100년전 임병 때문에 무정자증이 된 남성의 아내에게 많은 학생으로부터 모은 정액을 주사기로 자궁강내에 주입해서 임신에 성공했다.

그 후, 금세기가 되고 나서 오스트리아, 독일, 프랑스, 미국 등에서도 시험되게 되었다. 프랑스에서는 1920년경, 영국에서는 1943년경, 미국에서는 1930년경부터 특히 활발히 이루어지게 되었다.

□부부간의 인공 수정은 이런 때에

(1) 남편의 정자수가 적을 때

부부간의 인공 수정은 남편이 정자 감소증의 경우 이루어지는 경우가 가장 많다. 정자의 움직임이 나쁜 경우, 정액의 양이 지나치게 적은 경우 등에도 실시하는 경우가 있다. 이것은 예를 들면, 아이가 한 명 있지만 그 후로는 몇 년 지나도 아이가 생기지 않는다. 남편의 정액을 검사해 보니, 정자수나 정액량이 적어져 있다든가, 정자에 원기가 없어진 경우이다.(이 의미에서도 남성측의 불임 검사는 필요하다. 아이가 한 명 있다고 해도 그 후에 병 혹은 그 밖의 원인으로 임신 능력을 상실하는 경우도 있고, 때로는 무정자증이 되는 경우도 있을 수 있다.)

(2) 정자와 자궁경관액과의 상성이 매우 좋지 않는 경우

자궁내에 직접 정액을 넣어 주면 임신의 기회가 생긴다.

(3) 성기의 기형, 이상 때문에 임신을 기대할 수 없을 때

남편의 정액은 정상이라도, 요도하열 등의 기형이나 이상이 있으면 앞에서 설명한 것처럼 임신은 바랄 수 없다. 이것을 수술 그 외로 치료해도 임신을 기대할 수 없는 경우 등에 이루어진다. 물론 남성측에 원인이 있을 때 뿐만 아니라, 여성측이 극단적으로 질이 좁아서 성교를 할 수 없는 경우, 보통의 치료법으로 치료되지 않으면 부부간의 인공 수정을 실시하는 경우도 있다.

(4) 불임 검사에서는 부부 모두 이상이 없는데, 도저히 임신하지 않는 경우

이와 같은 경우에도 때로 부부간 인공 수정을 시험할 수 있는 경우가 있다.

□비부부간의 인공 수정은

이것은 일반적으로 다음과 같은 경우에 이루어진다.

(1) 남편이 무정자증일 경우

무정자증이 아니더라도 정자수가 매우 적다든가 그 움직임이 매우 나빠서 부부간의 인공 수정으로는 임신이 무리라고 판단되는 경우에 실시하는 경우가 있다. 그러나, 이와 같은 이유로 비부부간의 인공 수정을 받는 경우에는 잘 생각하고 나서 결단할 필요가 있다. 왜냐하면, 비부부간의 인공 수정에 의해 아이를 만든 후, 몇 년 후에 자연스럽게 임신하는 경우도 없는 것은 아니기 때문이다.

(2) 남편측에 바람직하지 않은 유전이 있어 그것이 아이에게 전해질 확률이 매우 높을 때

선천성의 기형, 정신병 등이 있어도 반드시 그 아이에게 나타난다고는 할 수 없다. 요는 그 확률이 높으냐 낮으냐가 문제이기 때문에 이것도 유전 전문가와 잘 상담한 후에 신중히 결정할 필요가 있다.

(3) 기타

부부의 혈액형 부적합이나 체액(경관 점액 등)의 상성이 완전히 나쁜 경우에 때로는 비부부간의 인공 수정이 이루어지는 경우가 있다. 그러나, 그렇게까지 해서 왜 아내가 자신의 아이를 낳아야 하느냐, 이것도 문제이다.

□부부의 의논이 중요

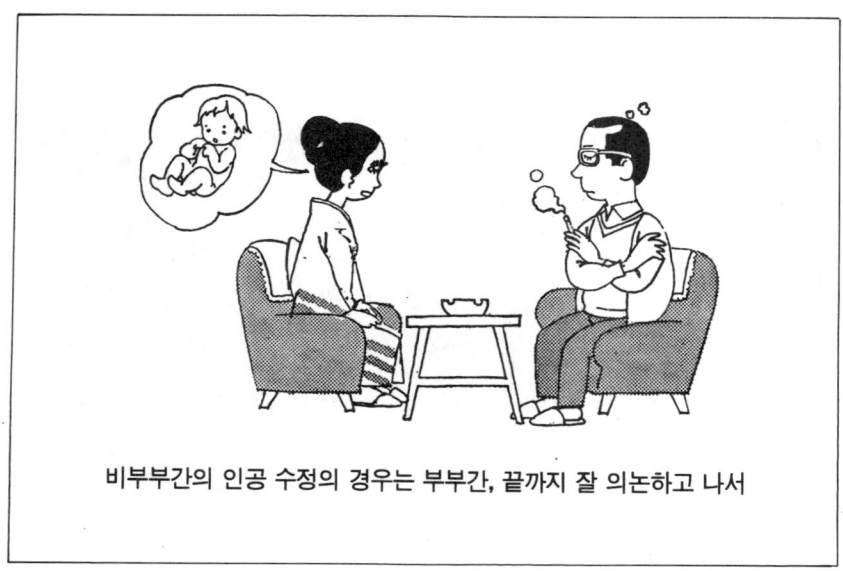

비부부간의 인공 수정의 경우는 부부간, 끝까지 잘 의논하고 나서

　비부부간의 인공 수정에는 종교적으로나 법률적으로 많은 문제가 있다. 그 이상으로 문제가 되는 것은 그렇게 해서 태어나는 아이에 대한 남편의 마음이다. 아내쪽은 내 아이가 갖고 싶은 마음이겠지만, 그것과 같은 마음을 남편이 동감하느냐 하는 것이다. 남성의 심리를 뒤돌아보지 않고 아내가 강력하게 일을 추진해 버리면 나중에 응어리를 남기고, 때로는 트러블의 원인이 될 지도 모르기 때문에, 이 정도는 부부가 잘 의논해서 서로 충분히 납득하고 장래 문제에도 확실한 전망과 자신을 가진 후에 결정해야 한다. 어쨌든 태어나는 아이를 불행하게 만들어서는 안 된다. 그리고 이런 문제는 결국 서로의 이해와 애정이 기본이 된다는 점을 알아 주기 바란다.

□인공 수정의 법률적 문제

특히 문제가 되는 것은 비배우자간의 인공 수정에 의해 태어난 아이의 경우로 민법에서는 '혼인 중에 아내가 임신한 아이는 남편의 아이라고 추정한다'라고 되어 있기 때문에 부부가 자신들 사이에 생긴 아이, 즉 적출자로서 신고하는 데에 문제는 없다. 단, 이 경우, 나중에 남편이 저 애는 자신의 진짜 아이가 아니라고 말했을 때 어떻게 되느냐 라고 하는 것이 문제로, 이것에 대해서는 법률학자에 따라서 의견이 나눠지고 있다. 1921년부터 1963년경에 걸쳐서, 이 건에 관해서 구미에서 수례의 재판이 이루어졌지만 그 판결은 거의 '이런 문제는 법으로 재판해야 할 성질의 것은 아니다. 재판 이전에 사회적, 인간적 문제이다'라고 하고 있다. 덴마아크의 법률에서는 '남편의 동의에 근거하는 아내에 대한 수정에 의해 태어난 아이는 적출자의 지위를 갖는다'라고 하고, 프랑스에서도 '아이가 남편의 동의 아래에, 남편 또는 제3자에 의한 인공 수정에 의해 잉태된 사실이 증명되었을 때는 부인의 소송은 인정되지 않는다'라고 하고 있다. 이것은 반대로 아내가 나중에 이 아이는 남편의 진짜 아이가 아니라고 말해도 법적으로는 인정되지 않는다고 하는 의미이다. 그러나, 가능하면 이런 트러블이 일어나지 않도록 처음에 잘 의논해 주기 바란다. 이것을 결정하는 것은 의사도 타인도 아닌 어디까지나 부부 자신이다.

□인공 수정의 실제

비부부간에서는 동의서, 계약서가 필요

인공 수정이 필요한지 어떤지는 의사가 여러 가지 검사를 실시한 후에 판단하는 것이지만 이것을 실제로 실시하는 경우, 비부부간의 인공 수정

에서는 그 문제로 인한 나중의 트러블을 피하기 위해서 본인끼리의 동의
서와 계약서를 제출하도록 한 후에 착수한다. 즉, 남편의 동의없이 은밀히
제3자의 정액   사용해서 아이를 낳는 일은 불가능하다.

수정일의 결정

수정은 당연히 배란일을 겨냥해서 실시하며 이것은 지금까지 기록된
기초 체온표나 경관점액, 질세포 등의 상태를 검사한 후에 그 날을 정한
다. 배란일은 반드시 일정치 않고 대부분은 2~3일의 차이가 있지만, 정자
의 수정 능력은 사정 후 약 40시간은 있기 때문에 배란 당일에 처치하지
않으면 절대 임신되지 않는다고 하는 것은 아니다.

부부간 인공 수정의 방법

남편에게는 5일 이상 금욕시킨 후, 주둥이가 넓은 병에 채취한 정액을
30분에서 1시간, 실온하에 방치하고 정액이 균일한 상태가 되고 나면
이것을 주사기로 부인의 질 속 또는 자궁강내에 주입한다. 이 경우, 분화
사정(分畵射精)이라고 해서, 남편은 사정액을 2개 이상으로 나눠서 채취
할 것을 요구받는 경우도 있다.

그 이유는 몇 번인가의 율동적인 근육 수축으로 인해 사정되는 정액은
그 속에 포함되는 정자수도 다르고, 역시 최초의 수축에서의 농도가 가장
높기 때문이다. 그 분만으로는 당연히 점액의 양도 적어지지만, 1회의
수정에 사용하는 정액은 0.5ml의 매우 소량이기 때문에 그것이라도 충분
하다. 필요 이상으로 주입하면 대부분이 유출해 버리고 하복부통 등이
일어나기 쉬우므로 그렇게 많은 양은 필요없다.

이 분화 사정에 의한 정액을 사용하면 정자 감소증 경우의 임신률도

상당히 높아진다. 1회의 사정으로 정액을 나눠서 채취하는 것은 처음에는 어렵겠지만, 그 방법을 잘 듣고 채취한다.

한편, 처치를 받는 여성쪽은 정액을 주입한 후는 30분 정도 허리를 조금 높게 하고, 똑바로 조용히 누워 있을 필요가 있다. 그러나 집에 돌아가고 나서까지 가만히 누워 있을 필요는 없고, 보통으로 일을 하고 있어도 별 지장이 없다. 때로 조금 출혈이 보이는 경우도 있지만, 이것은 정액을 올바르게 주입하기 위해서 기계로 자궁구를 고정했을 때의 출혈 또는 주입침의 끝이 출혈하기 쉬운 상태인 자궁 내면에 닿았기 때문에 일어난 출혈이기 때문에 걱정할 필요가 없다. 2~3일 내에 멈춘다.

수정한 날은 가능한 한 부부가 성교의 기회를 갖도록 하는 편이 임신했을 경우, 정신적인 면에서 바람직하다고 생각된다. 또한, 앞에서 설명한 것처럼 배란일과 수정일은 반드시 일치하는 것이 아니기 때문에 이것을 보충하는 의미에서 인공 수정 후에도 기초 체온이 확실히 고온이 될 때까지는 가능한 한 성교의 기회를 갖는 편이 임신률도 높아진다. 특히 아내가 무배란으로 배란을 일으키는 약을 사용하고 있고, 동시에 남편의 정액에도 문제가 있다고 했을 경우는 배란일을 추정하는 것이 어려워지기 때문에 인공 수정일까지는 금욕하고 그 후는 2일 걸러 정도(매일이라면 오히려 정액이 적어진다)로 실시하도록 하는 편이 좋다고 생각한다.

정액의 보존

남편이 선원이라든가, 출장이 잦아서 인공 수정을 매월 받기가 어려운 경우, 혹은 멀리 살고 있기 때문에 매번 부부가 함께 병원에 오는 것이 어려울 경우, 적당한 때 남편의 정액을 채취해서 보존해 두고, 수정일에 부인만 내원해서 처치를 받을 수도 있다. 비부부간의 경우라도 정액 제공자가 적을 때를 위해서 이것을 보존해 두는 경우도 있다. 이 경우는, 드라이아이스나 액체 질소를 사용해서 정액을 영하 70~150도의 저온에서 냉동하고 보존한다. 냉동된 정액을 원래대로 되돌려도 정자의 약 70%까지는 건재하고, 그것을 사용해서 임신해도 태어난 아이에게는 전혀 악영향을 주지 않는다. 따라서, 장래에는 혈액 은행과 마찬가지로 정액 은행이라고 하는 기관도 생길 것이라고 생각한다. 그렇게 되면, 젊고 건강할 때에 자신의 정액을 맡겨 두고, 만일의 사고나 병 등으로 임신 능력을 상실해도 남성은 자신의 아이를 가질 수 있다. 또한, 남성 불임 수술을 받는 경우에도 일단 정액을 채취해 두면 장래에 사정으로 다시 아이가 갖고 싶어졌을 경우라도 수술을 받은 것을 후회하지 않아도 된다.

부부간 인공 수정의 성공률

부부간의 인공 수정에 의한 임신률은 비부부간의 그것에 비해서 일반적으로 낮아지는 것은 하는 수 없는 일로 보통 3~4회의 수정으로 10~15%의 사람이 목적을 이루고 있다. 중요한 것은 초조해하지 않는 것으로 1회 받으면 그것으로 이제 임신할 수 있다 등이라고 과대한 기대를 않는 편이 좋다. 왜냐하면, 그 사람의 배란일을 정확히 파악하는 것은 전술과 같이 상당히 어렵기 때문이다. 경관 점액의 변화 방법 하나도 개인차가 있어, 그 사람의 버릇을 파악하는데 3주기나 4주기는 걸린다. 땀이 쉽게 흐르는 사람과 그렇지 않은 사람이 있듯이 경관 점액의 양이나 결정 상태도 한 사람 한 사람 조금씩 다르다. 따라서, 3주기나 4주기는 '잘 임신하면 횡재'라고 하는 편한 마음으로 있어 주길 바란다. 또한 이와 같이 편한 태도로 있는 편이 실제의 임신률도 높다.

그러나 인공 수정을 6~7회 반복해도 임신되지 않을 때는 다시 출발점

으로 되돌아와서 지금까지의 검사에서 정말로 달리 이상이 없었는지 어떤
지를 확인한다. 예를 들면, 최초의 검사에서는 몰랐던 성기 결핵 등이
재검사, 재재 검사에서 비로소 발견되거나 첫 검사를 받고나서 후에 다른
병에 걸려 있는 경우도 있을 수 있다. 특히, 의사가 직접 육안으로 보는
복강경 검사를 실시하지 않았을 경우 등은 재검사가 필요하다.

비부부간 인공 수정은

인공 수정은 배란일 무렵 2~3회 실시하면 좋는 것이 이상적이지만
부부간의 인공 수정이라면 이것이 가능해도 비부부간에서는 정액 제공자
의 관계로 그렇게 되지 않는다. 따라서 비부부간의 인공 수정은 보통 1
주기에 1회라고 하는 것이 현상이다.

정액 제공자에 대해서는 말할 필요도 없이 여러 가지 검사를 실시해서
성병이나 유전적인 병, 결함 등이 없는지를 확인한다. 또한, 사용하는
정액은 가능한 한 남편의 혈액형(ABO형과 Rh형)과 같은 것으로 해서
그 부부 사이에서 절대로 태어날 수 없는 혈액형을 가진 아이의 출생을
막도록 한다.

비부부간 인공 수정의 임신률은 병원에 따라서 상당히 숫자가 다르지
만, 대개 40~50%라고 봐도 좋을 것이다. 어느 학자는 75%라고 하는
좋은 성적을 발표하고 있지만, 정확한 사실은 파악하기 어렵다. 왜냐하
면, 비부부간의 인공 수정은 타인에게 알리고 싶지 않은 마음이 강한 탓일
까, 목적이 이루어져서 임신이 되면 병원에 오지 않는 사람이 적지 않기
때문이다. 그러나, 우리들 의사에게는 환자의 비밀을 지킬 의무가 있어
함부로 다른 사람에게 말하지 않기 때문에 임신했을 경우는 쓸데없는
걱정을 하지 말고 알려 주길 바란다.

고온일이 3주간 이상 계속되면 성공

인공 수정을 받은 후, 기초 체온이 고온기로 이동하고 월경도 오지 않는 채로 이 고온일이 3주간 이상 계속되면 일단 임신이라고 생각한다. 너무 과격한 일이나 운동은 피하고 체온표를 갖고 병원에 간다. 틀림없이 임신되었다고 한다면, 그 때는 이미 2개월에 접어들고 있을 것이다. 2개월 정도의 임신은 내진만으로는 단정할 수 없지만 소변에 의한 임신 반응을 보면 알 수 있는 경우가 있다.

임신했을 경우라도 기초 체온의 측정은 계속한다. 뱃속에서 확실히 아기가 움직이는 것을 알 수 있을 때까지 계속할 필요가 있다. 오랫 동안 불임이었던 사람은 보통 사람보다 유산 등이 많기 때문에 이것의 조기 발견과 예방에 충분히 주의해야 한다.

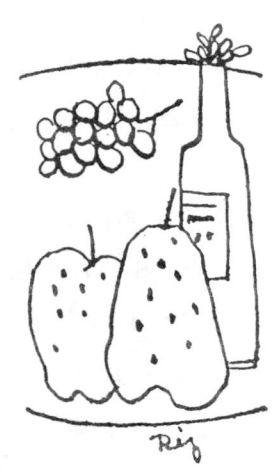

인공 수정을 받았을 경우에는 특히 기초 체온 검사에 신경을 써야 한다.

나는 이렇게 해서 불임의 고민을 해결했다

□뜻밖의 때에 임신

가정주부 32세 ○○○ 씨

내가 불임증 치료로 유명한 어느 대학 병원을 찾은 것은 화창한 봄날이었다. 결혼해서 만 4년을 지나도 아이가 태어나지 않았던 우리들은 그때까지 다니고 있었던 가까운 병원에서의 치료를 중단하고, 최후의 열쇠로 상경했다. 처음의 병원에서는 남편의 정액 검사 결과로 '임신은 도저히 무리'라고 했고, 나도 2년 남짓 주사를 맞거나 통수하러 다니면서 좋은 결과를 얻지 못했다. 그러나 5년간의 주눅이 드는 생각을 박차고 싶은 고집도 있어서 내키지 않아 하는 남편을 설득시켰다. 게다가 제일이라고 하는 대학 산부인과에서 검사를 받고, 그것으로 소용 없다고 하면 포기할 것이라고 생각했다. 그리고 나서 매월 1주일 정도씩, 상경해서는 검사를 받았지만, 학교가 여름 방학에 들어가자 병원에서의 검사도 휴진한다고 하기 때문에 7월부터 가까운 어느 병원을 소개받아 매월 부부가 인공 수정을 실시하게 되었다. 남편은 '종마라도 된 듯한 기분이다'라고 말하고 그다지 내켜하지 않았지만 나의 강인함에 져서 매월 상경해 주었다.

9월에 3번째의 인공 수정이 끝났을 때, 주치의가 '이런 것만 하고 있으면 버릇이 되어 오히려 좋지 않으니까 내달은 쉽시다. 그래도 오히려 그런 때에 임신하는 사람이 있어요'라고 웃으면서 말했다. 나는 인공 수정만이 유일한 의지라고 생각하고 있었기 때문에 쉬는 것이 조금 불안하였다.

166

기회를 놓쳐 버리는 것은 아닐까 라고 생각했기 때문이다. 나는 지금까지 배란후에 호르몬제를 복용하고 있었지만 9월의 인공 수정 후에 남편도 의사의 의견으로 비타민 E제를 복용하기 시작했다. 그리고 10월, 이번달은 소용없다고 포기하고 있었는데, 체온표의 그래프가 점점 상승해서 배란일부터 3주간이 지나도 아직 고온이었다.

지금까지 항상 기대와 실망의 반복이었던 만큼 전혀 믿기지 않아 만일이라고 하는 기대와, 아냐 그런 일이 있을 리가 없다고 부정하는 마음으로 그 이후의 매일 아침을 기도하는 듯한 마음으로 체온계의 눈금을 읽었다. 3주간을 지나도 체온은 올라간 채이다. 병원에 가서 확인하고 싶은 마음과 만일 잘못이라면 하는 불안으로 2, 3일은 끙끙 지내 버렸다. 25일째의 아침, 짙은 갈색의 대하가 조금 있었다. 나는 이에 깜짝 놀라서 병원으로 달려갔다. 진찰 결과는 역시 '유산의 시작'이었다. 그 때의 실망과 후회는 지금도 잊을 수가 없다. 그래도 한편으로는 드디어 임신할 수 있었다고 하는 안심과 기쁨이 있었다. 그 이후에 나는 유산을 막는데 필사적이었고, 1개월간은 호르몬 주사를 맞으면서 거의 침대 속에서 지내고 그 후도 8개월째에 들어갈 때까지는 일절 외출도 하지 않고 버스도 타지 않았다.

간신히 태어난 아들은 건강 그 자체로 탄생 이후 큰 병 한번 없이 태어난지 3년 9개월이 되었다. 요즘은 상당히 사물도 알고 수고가 들지 않게 되었다. 다행히 축복받은 지금, 과거를 뒤돌아 보고 생각하는 것은 아무리 권위 있는 병원이라도 그 병원에서의 결론만으로 실망하고 포기해 버려서는 안 된다고 하는 사실이다. 나와 같은 실례도 있음을 여러분에게도 알려서 참고가 되었으면 하는 바램이다.

□제3의 원인

　병원에서 돌아온 A씨는, 그날 밤 남편에게 오늘은 남자가 많이 왔다든가 최근에는 남성측의 이상이 상당히 늘고 있다는 등 좀 과장하여 말하면서 울분을 품었다.

　그녀의 심술궂은 협박이 성공을 거두었는지, 일요일에 찾아온 시어머니가 이번에는 A씨 편을 들었기 때문인지, 그렇지 않으면 진짜로 그때까지 바빴던 일에 여유가 생겼기 때문인지 사실은 모르지만 그 다다음주에 남편은 정액 검사를 받았다. 그 결과는 정상이었다.

　검사 후, 오후에 담당 의사와 함께 3사람이 잡담을 나누는 사이, 정액 검사는 가능한 한 빨리 받도록 되어 있었음을 뜻밖에도 알아버리고 남편은 난처한 듯이 내심으로는 매우 걱정했다고 말했다. 부부란 역시 닮은 법이다 라고 하는 말에 크게 웃게 되었지만 A씨는 문득, 그럼 우리들은 도대체 무엇이 원인이 되어 아이가 생기지 않을까 라고 생각했다. 그 생각에 사로잡힌 그녀는 더 이상 의사나 남편과 진심으로 웃을 수 없음을 깨달았다.

'남편'이란 존재는 결국 '종마'일 따름인가?

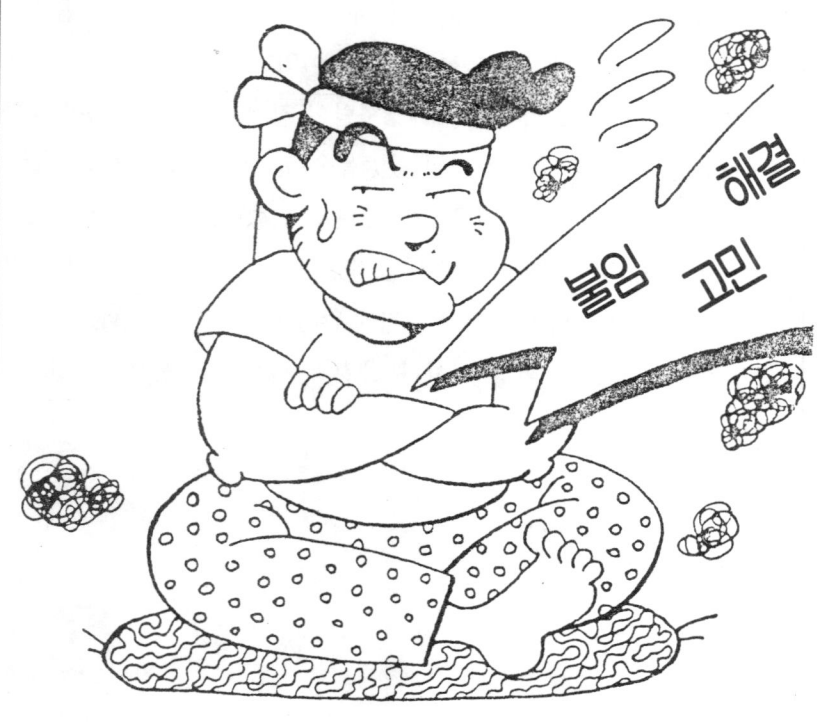

임신은 도저히 무리라고 생각했던 여성들도 뜻밖에 임신하는 경우가 있다. 남편의 역할(?)은 때로 불임 여성을 미소짓게 한다.

제5장

심신의학(心身醫學)으로
본 불임교실

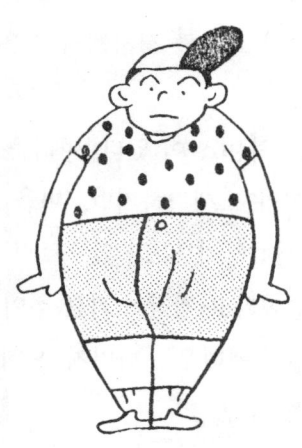

인간의 마음과 신체

불임 교실도 오늘로 마지막이다. 가장 마지막 강의는 아마 여러분에게도 익숙치 않은 '불임증과 심신 의학'이다. 이것은 '심신 의학'이라고 하는 말에 익숙하지 않은 만큼 이야기의 내용은 대부분의 사람이 '아아 그래'라고 깨달은 사실뿐일 것이다.

심신 의학의 진짜 명칭은 '정신 신체 의학'이라고 한다. 근래 수십년에 걸쳐 발전해 온 새로운 의학 체계이지만 한 마디로 말하자면 '병은 마음에서'라고 하는 속담이 딱 맞는 의학이다. 즉, 병이라고 하는 것은 심리적인 문제가 신체의 장기에 영향을 주어 일으키고 있다고 생각하고, 그 심리적인 원인을 알아내고 심리적 치료를 실시해서 병을 치료하는 의학이라고 생각하면 좋을 것이다.

'급할 수록 돌아가라'고 하는 말이 있다. 여러분은 이 교실에서 지금까지 많은 지식을 얻었으리라고 생각하지만, '마음 탓으로 불임증 따위가 될까' 등이라고 가볍게 생각하지 말고, 앞으로의 이야기를 잘 명심해서 듣기를 바란다. 아마 과연이라고 짐작이 가는 점이 많다고 생각하고 하루라도 빨리 임신을 하고 싶어 애태우는 나머지, 오히려 반대 방향으로 달리고 있었음을 깨달았을 것이다.

2천 수백 년전, 그리이스의 철학자 플라톤은 '석녀의 자궁은 죽은 피가 가득 넘쳐서 떨리고 있다'라고 말했다. 같은 시대 무렵의 소크라테스의 아내는 대단한 히스테리였다. 히스테리라고 하는, 여성에게 많은 감정의 혼란에서 일어나는 병의 어원은 자궁이다. 이것들을 생각하면 불임증의 여성에게는 감정적인 문제——정서라고 하는 마음의 문제가 신체와 관계가 있는 사실로서 두드러지는 것을 깨달을 것이다. 또한, 이웃 나라 중국에서 2천 년 이전에 이미 만들어지고 있었던 중국 의학의 최초로 생긴 교과서라고도 할 만한 「내경(內經)」이라고 하는 책에 이미 '아이를 점지해 받는 술'이라고 하는 현대에서 말하는 불임증 치료라고 할만한 항목이 있다. 이들의 사실에서 동서양을 불문하고 옛날부터 여성에게 있어서는 불임이 문제가 되고 있었음을 알 수 있다. 어머니가 된다고 하는 사실——아이를 낳는다고 하는 여성의 본질, 특성이 있었기 때문에 오늘날 인류가 번영하고 있지만, 개인의 문제로서도 어머니가 될 수 없는 불임증이라고 하는 것이 얼마나 여성에게 있어서 고통스러운 것일까 라고 이해가 간다.

이제부터 심신 의학의 입장——마음과 신체와의 관계에 대해서 이야기를 하고자 한다. 불임증으로 고민하고 있는 당신은 마음과 신체의 구조에 대한 이야기를 들어도 지금의 나에게 무슨 관계가 있을까, 이익이 있을까 라고 답답하게 느끼는 사람도 있을 것이다. 그와 같은 것을 우리들 심료 산부인과에서 불임증의 사람과 접했을 때 항상 느낄 수 있었고, 처음 불임증 외래에서 온 환자로부터 '이렇게 이야기를 하는, 또는 여러 가지 이야기하게 하는 치료로 불임증이 치료되는가'라고 흔히 불평을 듣는다. 그러나 이것 자체, 당신이 불임증 때문에 애태우고 있는 마음의 상태를 잘 나타내고 있고, 이 초조해함에 애태우고 있는 마음이 신체에 자신도 모르는 사이에 영향을 주어 불임이라고 하는 상태에 빠뜨리고 있다. 옛날부터 '서두르면 일을 망친다'고 하는 속담이 있다. 애태워서 이득이 적은 사실을 우선 염두에 넣어 두기 바란다.

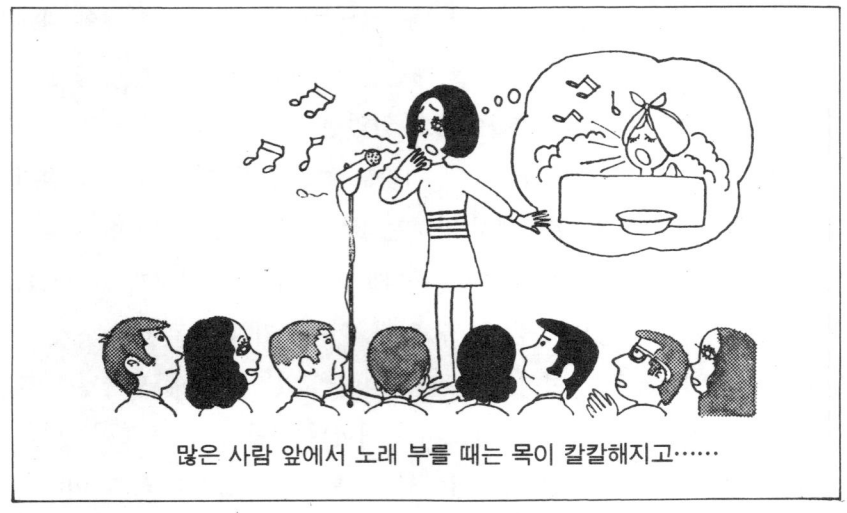

많은 사람 앞에서 노래 부를 때는 목이 칼칼해지고……

□인간은 생각하는 동물

당신은 지금까지 여러 가지 치료를 계속하고, 또 불임증에 관한 여러 가지 책을 읽었으리라고 생각된다. 이 책에서도 마찬가지로, 지금까지의 교실 강의에서는 인간의 신체를 생물학적인 입장에서 설명하고, 불임증의 원인, 치료를 설명해 왔다고 생각한다. 그러나 다시 한번 여기에서 생각해야 한다.

불임증으로 고민하고 있는 것은 당신──여성──이 생물임에는 틀림없다. 그러나 인간은 생물임과 동시에 다른 동물(생물)과 달리, 사물을 생각하는──예를 들면 아이가 없는 자신의 인생은 어떤 것일까 라든가, 아이와 함께 생활하는 가정이라든가──이성이 있는 동물, 곧 생각하는 부분(대뇌)을 가진 동물이다.

이 대뇌의 작용을 우리들은 '마음'이라고 부르고 있다. 신체의 일부인 대뇌(마음)의 작용이 동시에 신체의 모든 장기의 작용에 여러 가지 영향

때문에 마음의 작용을 무시하고 장기의 작용을 이해할 수 없다. 마음의 작용을 연구하고 신체의 영향을 생각하는 심신 의학이 불임증 치료에도 필요해졌다.

□마음과 신체와의 관계

마음과 신체와의 관계는 일상에서도 흔히 경험한다. 예를 들면, 핀치에 몰린 야구 피처는 어깨가 딱 벌어지고 치켜 올라가서 딱딱해져 있다. 그리고 이와 같은 때에는 평소 간단히 던질 수 있는 스트라이크도 깜박하면 터무니 없는 폭투가 된다. 흔히 해설자가 어깨의 힘을 빼지 않으면 이라고 주의하고 있을 것이다. 이것은 핀치를 의식하고, 큰 일이라고 마음에 부담을 너무 느껴서 신체의 근육이 지나치게 긴장해 있기 때문이다. 또한, 여러분도 흔히 경험하겠지만, 릴랙스하고 목욕탕 등에서 노래할 때는 스스로 미성에 놀라는 경우가 있을 것이다. 그러나, 많은 사람들 앞에 서서는 가슴은 두근두근해지고, 목은 칼칼해져서 헛기침만 나오고 도저히 소리가 나오지 않는 상태가 된다. 이것은 즉, 마음이 긴장하면 그 때에 중요한 의미가 있는 부위——피처라면 어깨의 근육, 노래를 부르는 사람은 성대——에 심리적 긴장이 그대로 나타나기 때문이다. 또한 집안 사람이 무거운 병일 때에는 완전히 식욕도 없어지고 시험 전에는 어쩐지 마음이 진정되지 않고 무엇을 해도 즐겁지 않고 초조해지기 쉽다. 이와 같이, 마음에 뭔가 무거운 짐이 덮쳐 눌러오면, 그대로 뭔가의 징후가 신체 어딘가에 나타나는데 이것이 마음과 신체의 관계이다. 불임증의 경우도 마찬가지이다.

□ Y씨의 경우

Y씨는 4년 전에 결혼한 27세의 주부로, 반년 정도 전부터 하복통이나 요통이 있어 내과와 산부인과의를 전전했지만, 통증은 전혀 좋아지지 않고, 어디에서나 대단한 일은 아니고 신경 문제라고 하며 상대도 해 주지 않았기 때문에 마지막으로 모 대학 병원의 산부인과 교수에게 진료를 받았다. 그러나, 진찰이나 검사 결과로는 이 환자가 호소하고 있는 통증의 원인이 되고 있는 이상 소견이 없고, 또 호소하고 있는 상황으로도 일단 심신증이 의심스러워서 우리들의 심료산부인과에 소개받아 왔다.

내과, 산부인과 자료에 따르면 신체적으로 확실한 통증의 원인을 알 수 없다. 그래서, 즉시 심리 테스트를 실시한 결과, 일반적으로 노이로제라고 생각되는 심리 상태를 알 수 있었다. 게다가 우울증이고, 곧 기분이 변하는 변덕장이이기도 했다. 또한, 신체 상태에는 극도로 신경질적이고, 모든 일에 곧 자신감을 잃기 쉬운 한편, 자기 주장이 강해서 태양은 항상 자신을 중심으로 돌고 있는 것 같은 생활 태도를 볼 수 있는 소위 정서 불안정의 상태임을 알았다. 결심하면 생각보다 먼저 행동이 앞서는 타입으로 남편에게도 명령하는 억척스러운 성격이기도 했다.

생육력에 따르면 부부 모두 건전하고 어릴 때의 생활 환경이나 상태가 지금의 두 사람의 심리 상태에 어두운 그림자를 드리우고 있는 사항도 없다.

부부는 고교 시절부터 서로 사랑하는 사이지만, 남편이 대학을 나오고 경제적으로 두 사람이 일해서 생활해 나갈 수 있다고 판단한 23세에 결혼했기 때문에 사랑만이 선행해서 합쳐진 연애가 아니고, 확실히 이성이 작용하고 있음을 알 수 있었다.

이와 같이 이성적 연애 결과 맺어진 결혼 생활이기 때문에 생활 설계도 매우 합리성이 있다고 할까, 계획적으로 수입에 따라서 계획대로, 생활 내용, 상태를 넓혀 가고 있었다. 그리고, 3년 후에 경제적으로도 아이를 가질 수 있다고 판단하고, 처음 결혼 이래의 피임을 중단하고 임신을 지향했다.

결혼 때부터 그랬듯이 이 부부의 생활 설계는 1분의 낭비가 없는, 현대인다운 합리성으로 가득차 있었다. 다만 생활 설계의 최종 코스였던 임신은 매월 정확히 찾아 오는 월경에 의한 계획도 희망도 무참하게 깨져서 월경을 할 때마다 깊은 실망을 반복하고 울고 싶은 마음이었다고 한다.

그러나 인간의 생활이 만일 국철의 바퀴와 같이 조금의 차이도 없이 진행된다면 얼마나 멋 없을까. 하물며 사람의 생명 창조로 이어지는 부부의 성생활까지 기계적으로 생각하고 있다면, 아내는 어쨌든 남편은 참을 수 없다. 이 부부에게도 이전에는 꿀과 같이 달콤한 신혼 생활이 있었지만, 아내가 임신을 애태우게 되고 나서, 어느덧 성생활도 신선미가 없어져 버린 것 같다. 그 뿐만 아니라, 임신, 섹스에 대한 불만과 마음의 혼란이 신체의 통증으로 되옮겨져 괴로워하고 있었음을 상담해 의해 알게 되었다.

□인간과 스트레스

세상이라고 할까, 인간 세상을 흔히 바다에 비유해서 '인생 항로의 넓은 바다 넘어서' 등이라고 표현한다. 우리들의 일상 생활은 항상 봄에 들을 한가롭게 산책하는 것과 같을 수는 없다. 험한 길, 격렬한 급류, 그리고 천둥 번개를 동반한 폭풍우에 끄떡 않고 나아가야 한다.

우리들은 이 폭풍우나 험한 길 등을 인생에 있어서 스트레스 장면이라고 부르고 있다. 우리들의 선조는 이 지상에 나타나서 원시 생활을 시작하고 나서 오랜 세월동안 여러 가지 스트레스와 싸워 왔다. 그것을 극복해 왔기 때문에 오늘날 우리들의 문명 사회가 존재하게 되었다.

따라서, 스트레스라고 하는 것은 그저 한결같이 피하기만 해서는 안 된다. 물질 문명이 오늘날과 같이 풍요로워지면, 사람들의 욕망은 한없이 부푸는 한편, 사회 구조의 변화에 수반해서 인간 관계는 점점 복잡해져서 옛날 생활에서는 생각할 수 없는 것 같은 많은 욕구 불만이라든가 갈등을 낳고 있다. 바꿔 말하자면 일상 생활에서의 스트레스는 훨씬 많아지고 있다.

그런데, 인생 항로에 있어서 스트레스가 생겼을 때에 우리들은 어떻게 이 스트레스에 맞설까?

제1의 대처 방법은 '회피'라고 해서 스트레스에 맞서지 않고 뭔가의 이유를 찾아내서 자신의 마음을 억지로 납득시켜 그것을 피해 버리는 것이다. 예를 들면, 싫은 회의에서 사장에게 구박당하기 보다는 '교통 사정이 좋지 않아서 회의에 늦게 되었다'라고 변명해서 회의를 회피한다.

제2는 공상의 세계로 달아나서 스트레스를 피하는 방법이다. 만일 자신의 부모에게 재산이 있으면 지금쯤 일하지 않고 놀고 있을 수 있을텐데…… 등이라고 공상에 빠져서 내일의 집 값을 지불하기 위해 일하려고 하지 않는 것이다.

제3은 구렁텅이에 들어가서 스트레스로부터 달아나는 방법이다. 열심히 일해서 가난으로부터 일어서려고 하지 않고 작은 수입이라도 스트레스를 잊기 위해 술을 마셔서 알콜 중독의 세계로 들어가거나 도박의 덧없는 세계에 몰입해 버리는 예이다.

제4는 조금 아까의 예와 같이 병으로 달아나는 방법이다. 나는 병이니까 이것 이것을 할 수 있다고 자신의 마음을 납득시켜서 스트레스로부터 달아나 버린다.

제5는 많은 사람들이 취하는 방법으로 마음에 들지 않아도 스트레스에 맞서서 이성을 작동시키고 감정을 억제하고 노력해서 싫은 장면을 극복해가는 건강한 길이다.

옛날부터 있는 '고생이 있으면 낙이 있다', '환난은 당신을 왕으로 만들어 준다'고 하는 속담은 인생의 스트레스에 지지 말라고 하는 선인의 생활체험에서 배어 나온 가르침일지도 모른다. 그리고 이 건강한 사람들은 스트레스를 극복하고 분발하면 한편 싫은 일을 능숙하게 토해 내 버리는 방법을 생활의 지혜로서 알고 있다. 예를 들면 친한 친구와 술을 마시고 마음의 근심을 씻어내 버린다든가, 자기 나름대로의 레저를 즐겨서 언제까지나 싫은 불쾌한 기분에 사로잡히지 않는다. 또한, 교회의 신부 등에게 고백하는 사람도 있다.

□심신증이라고 하는 것

그런데, 우리들의 심신 의학에서는 지금 알려드린 스트레스에 대한 5가지의 길 중, 특히 제4의 예와 같은 경우를 취급하고 있다. 즉, 마음의 고민이나 불만을 신체의 병이라고 하는 형태로 호소하고 있는 사람들을 대상으로 한다. 그리고 이와 같은 병을 '심신증'이라고 한다. 따라서 심신증이라고 하는 병은 절대 새로운 병이 아니라, 옛날부터 많이 있었다. 다만 의학의 본격적인 대상으로서 다루어지는 일이 없었을 뿐이지만,

예를 들면 스트레스에 의한 위궤양 등은 내과의 병으로서가 아니라, 심신증으로서 치료하는 편이 빨리 치료될 것이다. 여러분도 흔히 싫은 일이 있으면 설사를 하거나(신경성 설사), 자주 화장실에 가는(신경성 방광염) 경우가 있다고 생각되지만, 심리적인 것이 원인인 병은 일상 흔히 있다.

제2차 세계 대전에서는 미국의 병대에 갑작스런 병이 발생했다. 어느 전장에서 돌연 몇 사람인가의 병사의 눈이 보이지 않게 되거나, 팔이 움직이지 않게 되었다. 안과, 신경내과, 외과의 군의가 아무리 진찰해도, 아무 데도 상처가 없고, 신경도 상처를 입지 않다고 하는, 종래의 의학 상식으로는 전혀 원인을 파악할 수 없는 현상이었다. 그러나 최후에 어느 정신 분석의가 치료한 결과, 약도 주지 않고, 수술도 하지 않았는데, 완전히 원래대로 치료되어 눈도 볼 수 있게 되고 팔도 움직이게 되었다고 한다.

이것은 전장에서 펼쳐진 참혹한 죽음의 장면을 보고, 병사들이 무의식적으로 죽음을 두려워해서 보고싶지 않은 것을 피한다——장님이 된다——고 하는 일종의 심신증 상태가 되었다. 노이로제라고 하는 것은 심리적인 원인으로 불안이나 초조함, 불면이라고 하는 정신 증상을 나타내는 병을 말하지만, 심신증이란 같은 심리적인 원인으로 일반적으로 신체의 병이라고 생각되는 신체 증상을 나타내는 병을 말한다. 이 병사는 죽음을 두려워해서 무의식중에 신체 기관——눈이나 팔——에 장해가 생긴 것이다.

우리들 인간에게는 마음이라고 하는 것이 있기 때문에 괴롭거나 고민하는 문제로부터 달아나고 싶은 심리가 작용해서 마음의 고통을 신체의 고통으로 되옮겨 버리는 경우가 있다. 이렇게 해서 신체의 고통을 맛봄으로써 마음의 불안이라든가 괴로움으로부터 달아난다고 하는 심리가 분명해져서 이후 마음에서 일어나는 신체의 병 즉 심신증이 생각되어, 이것을 다루는 의학——심신 의학——이 제2차 대전 후부터 구미에서 발전해 왔다.

□지성뇌와 감정뇌

우리들 인간의 뇌는 그 작용으로 나누면 아래 그림과 같이 2가지로 나눠진다. 그림의 흰 부분은 대뇌신피질(大腦新皮質), 검은 부분을 대뇌구 피질(大腦舊皮質)이라고 한다.

흰 뇌와 검은 뇌와의 비율은 동물에 따라서 다르고, 진화가 발달한 동물일수록 흰 뇌의 부분이 많고, 진화가 뒤떨어진 동물, 즉 하등 동물일수록 검은 뇌 부분이 많다. 이 흰 대뇌의 작용은 한 마디로 말하면 이적——지성의 작용을 하고 있다. 이 흰 대뇌를 가장 많이 갖고 있는 인간이 다른 동물보다 지적인 이유를 이것으로 알 수 있을 것이다. 이 뇌를 지성뇌라고도 부르고 있다.

흰 뇌는 태어났을 때는 아직 작용하지 않는다. 아기 무렵부터 5감(五感)이라고 하는 감각기의 작용이 시작되기 시작함에 따라서——즉, 눈이 보이기 시작하고, 소리가 들리기 시작하고, 냄새를 맡고 구별하게 됨에 따라서, 점점 활약하기 시작해서 인간을 지혜로운 자로 만들어 간다.

이 흰 뇌가 사물을 이해하고, 기억하고, 또 생각하고, 사는 목적이나 의욕을 갖고, 더욱이는 손, 발 등의 운동기에 명령해서 신체를 움직이고, 행동하고, 실천해 간다. 우리들 인간의 일상 의식이나 사고, 행동은 모두 흰 뇌의 작용이라고 말할 수 있다. 인간은 생각하는 동물이라고 일컬어지지만 그 근본은 이 흰 뇌이다.

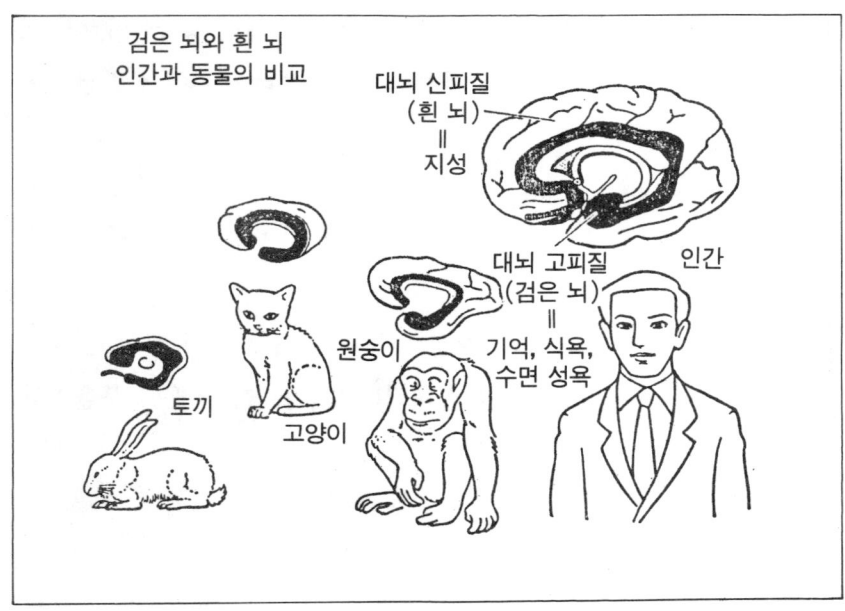

검은 뇌와 흰 뇌
인간과 동물의 비교

대뇌 신피질
(흰 뇌)
=
지성

대뇌 고피질
(검은 뇌)
=
기억, 식욕,
수면 성욕

인간

원숭이

고양이

토끼

한편, 검은 뇌는 우리들의 내장 작용을 컨트롤하는 사령부를 가지고 있다. 이 뇌는 태어나면 곧 작용하기 시작해서 그것에 의해 젖을 빨거나, 울거나 한다. 이 사령부를 자율 신경계의 중추라고 부르고 있다.

또한, 이 검은 뇌에는 호르몬계의 중추도 있어, 이 자율 신경 계통과 호르몬 계통의 조화로운 활동에 의해 우리들은 살아 갈 수 있다. 본능이라고 일컬어지는 식욕이나 성욕이 일어나는 것도 이 뇌의 작용이다. 본능이라고 하면 뭔가 저열한 느낌을 가질 지도 모르지만, 이것이 발휘되지 않으면 인간은 굶어 죽을 것이고, 인간이라고 하는 종족은 벌써 이 지상으로부터 모습을 감추었을 것이다.

이 검은 대뇌는 우리들 인간의 동물로서의 본능에 근거한 감정의 본거이다. 그 때문에 또한 이름을 '감정뇌'라고 일컫지만 어쨌든 흰 대뇌와는 대조적인 존재이다. 어느 누군가는 '이성에 치우치면 모가 나고, 정에 치우치면 흐른다'라고 쓰고 있지만, 그것은 이 흰 뇌와 검은 뇌의 조정, 조화라고 하는 것의 어려움을 설명하고 있다고 해도 좋을 것이다.

이야기를 조금전의 Y씨의 경우에 적용시켜서 생각해 보자. 젊은 두 사람이 청춘의 어느 날, 좋다고 하는 감정이 사랑으로까지 부풀어서(검은 뇌), '좋아 생활할 수 있게 되면 결혼하자'라고 의욕을 불태우고 생활 설계를 세웠다.(흰 뇌)

신혼 생활 시절은 모두가 생각대로 잘 되었기 때문에 흰 뇌와 검은 뇌의 작용이 잘 조화해서 건강하고 행복을 만끽하고 있었다. 아이를 갖고 싶다고 하는 검은 뇌의 모성 본능이 싹터도 흰 뇌는 냉정하게 현재의 생활 상태를 살펴보고 틀림없이 아이를 만들어도 해 나갈 수 있는 상태가 되고 나서 피임을 중단했다. 그러나 모든 것은 계획 대로는 되지 않았다. 무정하게도 월경이 매월 있었고, 실망을 반복하고 있는 사이에 아이를 갖고 싶다고 하는 욕구가 충족되지 않는 데에 검은 뇌가 초조해하기 시작하자, 냉정한 흰 뇌까지 당황하여 어쩔 줄 모르고, 흰 뇌와 검은 뇌의 조화가 흐트러져서 그것이 무의식 중에 요통, 하복통이라고 하는 원인 불명의 장해가 되어 나타나고 있었다. 바꿔 말하자면, 그녀는 마음의 혼란을 신체의 고통으로 어느덧 바꿔치기 하고 있었다.

□심신증의 치료

심신 의학의 진단이나 치료는 아무에게도 방해받지 않는 조용하고 유유자적한 방에서 우선 환자의 마음속에 울적해 있었던 것을 토해 내게 하는 것부터 시작된다.

하고 싶은 말을 못하고 뱃속에 담아 두는 것은 정신위생상 좋지 않다.

우리들은 환자와 면접을 반복하면서 '세상에서 자신이 가장 불행'하다 라든가, '괴로워하고 있는 것은 자신뿐이다'라고 하는 자기에게만 사로잡혀 있는 환자의 마음의 눈을 크게 뜨게 하는 데에 노력한다. 그리고 자신을 잃고 '길 잃은 어린 양'이 되어 있는 환자에게 사실은 뭔가 원인이 있고, 그 결과가 어떤가 라고 하는 마음과 신체의 구조를 설명하고 생각하게 한다.

이와 같은 방법에 의해 환자는 자기 자신이 잃고 있는 진짜 자신을 깨달았을 때, 이상하게 마음의 평안이 찾아오고 신체의 고통도 완화되고 새로운 희망이 솟아나서 아내로서의 본연의 모습으로 되돌아온다.

여성이 어머니가 되는 데에는 순서가 있다. 불임으로 고민하고 있는 사람은 그 사실에 구애되는 나머지 아내라는 사실을 잊기 쉽지만, 우선 좋은 아내가 되지 않으면, 어머니가 될 수 없다. 그럼 그 좋은 아내란 무엇인가 라고 하는 것은 앞으로 이야기를 진행해 가는 데 있어서 함께 생각해 보고 싶다고 생각하지만 여러분의 대부분은 적어도 신혼 시절에는 좋은 아내라는 데에 전념했을 것이다. 그 시절과 현재의 자신과 어떤 점이 변해 있는지, 우선 이 점을 잘 생각해 주기를 바란다.

□호르몬의 혼란

지금까지의 이야기로 우리들의 호르몬 활동은 검은 뇌의 감정의 움직임에 영향받기 쉬운 것임을 알았으리라고 생각한다. 특히 여성은 체질적으로도, 성격적으로도 호르몬계가 감정에 좌우되기 쉽다.

전쟁중, 미국의 공습이 격렬했을 때, 많은 여성이 무월경이 되거나 또 외국에서도 유태인 여성이 나치 수용소에 넣어졌을 때 많은 사람이 무월경이 되었다. 이것들을 전쟁 무월경이라고 부르고 있지만 전쟁이라고 하는 생명의 위험에 노출되어 긴장 상태가 스트레스가 되어 모르는 사이에 검은 뇌의 감정을 혼란시켜서 그것이 신체쪽에는 무월경이라고 하는 호르몬계를 어지럽힌 상태로 나타난 것이다.

전쟁 뿐만이 아니다. 나는 어느 큰 회사의 여성 위생 관계를 담당하고 있다. 그 회사에는 매년 4월에 신입 사원이 들어 오지만, 약 3분의 1의 여성이 입사 후 3개월에서 반 년 정도, 그때까지 정확히 있었던 월경이 없어지거나, 월경 주기가 흐트러지거나 한다. 이것은 어째서일까? 학교를 졸업하고 이사에 들어가면 학교 시절과 달리 마음이 편하지 않다. 우선 회사 일을 배우고, 익숙해져야 하고 많은 상사나 선배, 동료와 바람직한 인간 관계를 세워야 한다. 상대는 어떤 사람인가 라든가 어떻게 자신을 생각하고 있는가 라든가, 여러분에게도 경험이 있으리라고 생각한다.

우리들은 이들 현상을 '사회에 나가서 새로운 인간 관계의 장에서 자기가 그 사회의 공기에 빨리 물들어서 일이나 인간 관계에 조화해 가는 즉 적응'이라고 부르고 있다. 이와 같은 경우, 우리들은 무의식 중에 매우 신경을 쓰고 있다. 즉, 검은 뇌도, 흰 뇌도 최대한의 힘을 내서 풀 회전하고 있다. 따라서 육체적으로 대단한 일도 하지 않았는데 집에 돌아오면 녹초가 되어 버린다. 이것은 신체상으로는 피로라고 하는 형태로 나타나고 있지만, 사실은 정신 피로의 결과이다. 그것이 피로와 마찬가지로 월경이나 배란에도 영향을 미치는 것이다. 이런 것은 특히 성격이나 감정이 민감한 여성에게 많다. 실제 예로 이야기를 해 보자.

□대출혈의 쇼크로

T씨(26)는 23세 때, 어느 은행원과 선을 본 후, 결혼해서 꿈과 같은 신혼 3월째에 임신했지만, 아직 어머니가 되는 것은 빠르다고 하는 간단한 이유로 남편의 동의를 얻어 인공 중절을 했다. 그런데 중절 후, 2회째의 월경시에 대출혈이 되어 구급차로 병원에 수용이 되었을 정도였다. 소파(搔爬)를 해서 출혈을 막을 수 있었지만, 의사로부터 만일 다시 대출혈이 있으면 태반의 암이라고 일컬어지는 악성 융모상피종(惡性絨毛上皮腫)의 의심이 있어 그 경우는 자궁을 수술해서 제거해야 한다고 해서 생명의 위험과 이제 어머니가 될 수 없는 것이 아닐까 라고 하는 불안을 느끼고 큰 충격을 받았다고 한다. 그리고 그 달부터 월경이 없어져 버렸다. 그녀는 어느 대학 병원에서 호르몬 요법을 받았지만 별로 효과는 없고, 병의 경과로 심신증의 의심도 보여서 우리들 심료산부인과에 보내져 왔다.

□남편의 여성 관계로

I씨(25)는 23세 때 결혼해서 1년 후인 24세 때, 남편의 여성 관계를 알고 쇼크를 받아서 큰 싸움을 한 이후 무월경이 되어 현재에 이르고 있지만, 역시 아이는 갖고 싶기 때문에 내원해서 전후 사정으로 우리들에게 보내져 왔다.

T씨, I씨 모두 성격은 내향적이고 소극적으로 면접해도 어쩐지 어두운 느낌이었다. 생육력도 T씨는, 세 살 때 아버지가 전사해서, 어머니 손에서 키워졌기 때문에 결혼한 현재도 남편과의 정신적 유대보다 어머니와의 유대가 강해서 여성으로서 미숙한 경향을 볼 수 있었다. 현재는 무의미한 인공 중절을 한 죄의 관념이 강해서 무월경으로 아이를 가질 수 없을

지도 모른다고 하는 불안과 초조를 갖고 있다. 또한, 자궁을 제거해야 할 지도 모른다고 주의한 의사에 대해서 아이가 생기지 않는 불만의 역작용으로서 강한 불신의 마음을 갖고 있었다.

한편 I씨는 외동딸로 아버지는 건축 토목 기사로 출장이 많아 사춘기 후는 어머니와의 나날이었지만, 우연한 기회에 이와 같은 생활이 아버지의 여성 문제때문임을 알고 아버지에 대한 증오와 어머니과의 유대가 강해졌다. 적령기가 되어, 모친의 강한 바램으로 마지못해 결혼했지만, 남편의 여성 관계를 알고, 잊기 시작하고 있던 아버지에 대한 불신, 불결의 감정이 이번은 남편에게 향해졌다. 그러나, 어머니가 사망하 현재 친정으로 돌아갈 수도 없고, 그렇다고 해서 이혼하고 자립 생활을 할 자신도 없기 때문에, 사는 대상으로서 아이를 원하였다.

이 T씨, I씨에게 또 공통점은 두 사람 모두 젊은데도 불구하고, 어깨 결림이라든가 현기증, 흥분, 초조 등 소위 자율 신경 실조 증상을 볼 수 있었던 점, 그리고 두 사람 모두 성적인 생각이 미숙해서 자신들이 불감증이라는 사실조차, 아무런 고민도 품지 않았다고 하는 점이다.

그러나, 치료가 진행되고 3개월 정도가 지나자, 신체적인 증상이 사라지기 시작하고, 반 년 후에는 섹스에 대한 관심에 변화가 보이기 시작하고, 딱딱한 몸매에도 흔히 말하는 윤기가 생겨서 여성다워졌다. 그리고 어머니가 되고 싶으면, 우선 좋은 아내가 되는 것이 순서라고 하는 지도가 열매를 맺기 시작한 1년 후가 되어 월경이 다시 시작되었다. T씨는 2, 3개월 후, I씨는 5개월 후에 임신, 경사스럽게 어머니가 되었다. 게다가, T씨는 연년생까지 낳아, 지금도 아이의 상황을 자세히 보고해 온다.

이 2가지 사례는 환자의 생육력으로 어머니와 유대가 분명히 강하고, 내향적인 성격도 한몫 거들어서 언제까지나 한 사람 몫의 '여자'가 되지 못하는, 오히려 어머니의 슬하에 있고 싶다고 하는 '이유'하지 않는 미성숙한 여성으로, 성적으로도 유치한 상태였던 것이 원인이라고 생각된다. 그 때문에 문제가 일어나도 자기 스스로 조절할 수 없게 되고 그 감정의 혼란이 스트레스로 호르몬계를 어지럽혀서 무월경이 되었다고 생각한다.

□야무지지 못한 계산이 혼란을 부른다

K씨는 지적 수준도 높으나, 결혼 후 8년동안 아기를 낳지 못했다. 원인은 남편의 정자 감소증이라고 생각되고 있었다. 남편의 바램으로 부부간 인공 수정도 포기하고 있었지만, 자신에게는 신체적으로 아무런 결함이 없기 때문에 남편에게 비부부간의 인공 수정에 동의를 얻어냈다. 체온표도 매우 규칙 바르고, 미리 배란일을 알 수 있었다. 이와 같은 경우는 곧 임신할 수 있다고 하는 의사의 말에 당장이라도 임신할 것 같은 마음 편한 기분으로 처치를 받았지만 의외로 다음에 월경이 있었다. 그 날부터 그녀의 체온표는 완전히 흐트러져서 배란일도 예지할 수 없는 불규칙한 긴 주기가 되고, 이 불규칙한 월경 주기가 어쩌다 제자리로 되돌아와도, 인공 수정을 받으면 다시 흐트러지는 반복을 계속하게 되었다.

그녀는 언뜻 확실한 성격이지만 임신(인공 수정)이라고 하는 것을 안이하게 생각하고, 그 때문에 월경이 있으면 실망해서 식사도 하지 못했다. 남편의 얼굴을 볼 수도 없다고 하는 감정적인 혼란이 일어나서 그것이 호르몬의 작용도 어지럽혀 버렸다.

□체온표에 휘둘린다

T씨 부부는 결혼해서 3년, 부인은 호르몬 상태가 조금 좋지 않기 때문에 의사에게 지시받은 대로 하루도 빠짐없이 기초 체온표를 2년간 기입하고 있다. 남편은 가벼운 정자 감소증으로 매일 아침 부부가 그날의 체온표를 쳐다보고는 기대하거나, 실망하거나 하며 지내고 있었다. 이 기대와 실망으로 바야흐로 부부는 완전한 불임 노이로제로서 우리들에게 찾아왔다. 언뜻 정신 상태가 악화되어 있음이 판단되는 상태로 두 사람 모두 밤 생활의 무미 건조함을 호소하고 부부 생활은 파경이 눈 앞이라고 번갈아 이야기했다. 우리들의 이 두 사람에 대한 치료는 매일 아침 함께 쳐다보는 체온계와 체온표로부터 해방하는 것이었다. 스트레스는 언뜻 작게 보여도 오랫 동안 계속되면 사람의 신경을 지치게 해서 바싹 말라 버리게 한다.

"이 체온계, 체온표 때문에 당신 두 사람의 중요한 생활이 근래부터 망쳐지고 있는 사실에 당신은 불안이나 이상함을 느끼지 않습니까?"

"만일 당신들이 함께 오래도록 살고 싶다면 내일부터 그 체온표의 기입을 그만 두십시오. 다시 한 번, 체온표가 없었던 신혼 시절의 생활로 돌아 가십시오."

두 사람 모두 정신적으로 지쳐 있었기 때문일까, 매우 고분고분하게 이 말을 받아 들이고 돌아갔다.

1개월 후, 부부 모두 밝은 얼굴로 찾아왔다. 저 어두운, 험악한 표정도 거짓말과 같이 사라지고 '매일 아침 이와 같이 마음 편한 기분으로 있을 수 있는 것은 2년만입니다'라고 즐거운 듯이 이야기해 주었다.

'임신 반응 양성이다'라고 밝은 들뜬 부인의 목소리가 전화기로 흘러온 것은 그리고나서 2개월 후였다.

불임증을 치료하기 위해서 기초 체온표를 기입한다든가 여러 가지 노력을 하는 것은 물론 중요하다. 그러나, 그것에 구애되는 나머지 좀더 중요한 귀중한 것을 소홀히 해서는 안 된다.

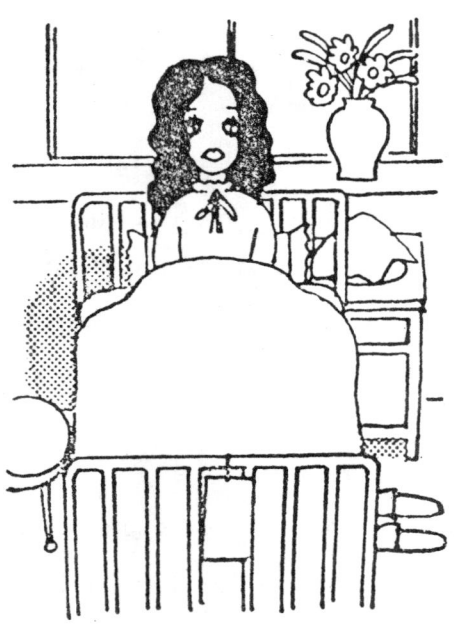

야무지지 못한 계산은 혼란을 부른다

정확한 배란일의 체크야말로 불임의 원인을 미리 없앨 수 있는 하나의 방법일 수도 있다. 부정확한 계산은 감정적인 혼란을 야기시켜 결국 행복을 앗아갈 수도 있으므로 주의를!

긴장하는 난관

흔히 세상에서는 양자를 들이자 아이를 낳았다든가 통원을 포기하자 임신했다고 하는 이야기를 듣는다. 우리들은 이것들을 단념 임신이라고 부르고 있지만, 의학적으로 어떻게 해석해야 하느냐가 문제였다. 나에게 도 괴로운 경험이 있다. 20년 가까이나 전의 일이지만, 뢴트겐 검사로 환자의 난관 통과 상태를 조사한 결과, 양쪽의 난관이 자궁 부분에서 막히 고, 자궁의 내강만이 삼각형으로 찍히고 있다. 의학적으로는 양쪽 난관의 완전 폐쇄라고 일컬어지는 상태이다. 임신을 단념시키는 외에는 방법이 없었기 때문에 그대로의 설명을 했지만 환자가 울기 시작해서 매우 곤혹 스러웠던 기억이 있다. 나도 젊었기 때문에 이런 환자를 위로할 수 없어, 그저 우물쭈물하고 있었다.

그런데, 그로부터 2년쯤 지난 어느 날, 그 부인이 아기를 안고 자랑스럽 게 '덕분에 어머니가 되었다'라고 되쏘아주려는 듯이 매우 정중한 인사를 하러 와서 식은 땀이 흘렀다. 그러나 어째서 그녀가 임신했는지, 당시는 정말 이상한 기분이었다.

위나 장과 마찬가지로 난관이나 자궁도 자율 신경의 지배를 받아 수축 운동을 해서 내용물을 내보내는 사실은 생리학상으로도 학생 시절에 배우 고 있었지만, 이 장류 신경의 센터라고도 할만한 중추가 검은 뇌에 있고, 감정과 평행해서 작용한다고 하는 사실이 당시는 뜻밖이었다. 그러나 그 후, 예를 들면 K 대학에서는 심료내과의 L 교수가 스트레스(이 경우는 의사의 암시적인 말이나 태도)를 받은 환자의 위주머니가 급격히 수축하

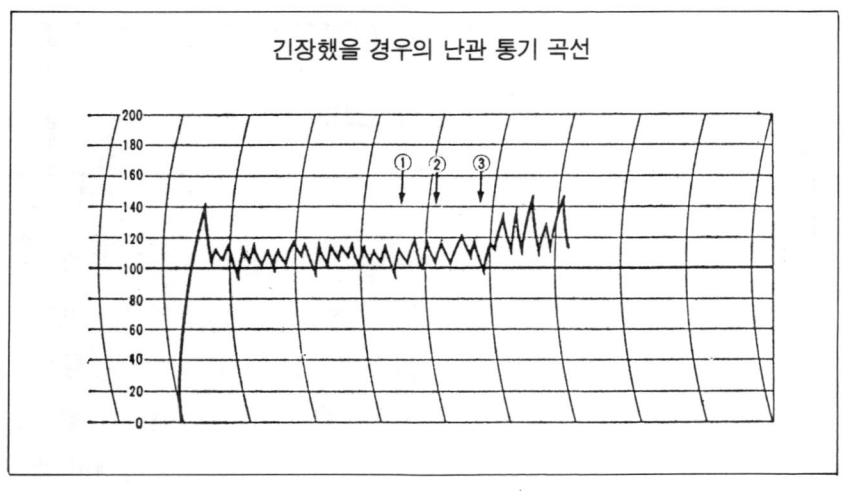

는 것을 뢴트겐으로 포착하고 있다.

우리들의 심료 산부인과도 수년전 난관의 운동 장해와 감정과의 관계, 바꿔 말하자면, 난관이 감정에 의해 어떤 움직임을 하는지를 조사해 보았다.

앞에도 이야기했지만, 이성을 담당하는 흰 뇌는 의욕이라든가 목적을 갖고 장래의 생활 설계를 하고 그 목표를 향해서 머리와 신체를 움직이는 것을 명령한다. 그 때문에 불임 부인에게는 아이를 바라고 병원에 다니면서 검사, 치료를 명령한다. 검은 뇌는 감정이기 때문에 검사 결과가 좋다고 알았을 때는 그것을 캐치하는 흰 뇌로부터의 소식으로 기뻐하고, 나쁜 소식은 슬퍼한다. 이 감정의 기복은 그대로 신체의 근육 특히 안면의 표정근(기쁜 얼굴, 슬픈 얼굴을 만든다)이나 내장에 작용한다. 그러나 우리들의 흰 뇌는 좋은 소식이나 나쁜 소식, 자신에게 관심이 있는 소식, 관심이 없는 소식 등, 이것을 외계로부터의 자극이라고 부르고 있지만, 그 때 그 때의 자신에게 이해 관계가 있는 것만을 선택한다.

예를 들면, 불임을 걱정해서 병원에 다니는 부인에게 닉슨이 중국에 갔다고 알려도 아무런 관심도 없고 관계도 없기 때문에 이 자극은 흰 뇌를 스쳐서 사라져 버리고 검은 뇌에는 아무런 감정도 일으키지 않지만, 이것이 정부의 장관 등이 되면 이런 뉴스에는 중대한 관심을 보이고, 당황하거나, 실망하거나 할 것이다. 이와 같이, 흰 뇌는 무엇이 그 때의 자신에게 있어서 가장 이익이 있고, 손해가 되느냐의 선택을 해서 검은 뇌에게 감정을 일으켜 신체에 그 표현을 시킨다.

그런데, 불임 부인의 난관의 작용은 통기 곡선에 의해 알 수 있기 때문에 우리들은 통기 검사를 하고 있을 때, 환자에게 암시를 주어 보았다.

전 페이지 그림의 ①은 정상 곡선을 나타내고 있을 때——난관이 정상 운동을 하고 있을 때에 '아픈 주사를 놓는다'라고 알려서 불안을 일으켜 보았을 경우이다. 그러나 곡선은 정상을 나타낸 대로이다. ②에서는 실제로 신체에 무해한 생리적인 식염수를 주사했지만, 난관 곡선은 여전히 정상을 나타낸 채였다. 즉, ①, ②의 암시에서는 검은 감정뇌에는 아무것도 영향이 없다. 흰 뇌는 그 암시를 그 정도의 자극으로서 받아 들이고 있지 않다. 그러나 난관의 통과가 나쁘다 라고 말하자 ③과 같이 곡선은 순식간에 긴장 상태를 보였다. 다만 '통과가 나쁘다'라고 하는 것보다 '매우 나쁘다'라든가 '전혀 소용 없다'라고 하는 것 같은 말을 사용하면 그것에 비례해서 곡선은 긴장 상태가 점점 높아지고 있음을 나타낸다. 즉, 불임증 환자는 이런 점에 가장 민감해서 사소한 것이라도 그것이 난관에 전해진다. 마찬가지로, 성악가는 성대에 관한 것에, 야구 투수는 어깨에 관한 것에 민감한 반응을 나타낸다.

더구나, 좀더 확실히 하기 위해서 미리 말해 두지만, 이 난관 실험에 참가해 주신 환자에게는 미리 양해를 얻어 두고, 나중에 장해를 남기지 않는 심리적 처치를 한 후의 일이기 때문에 이들 여성은 그 후 얼마 안 있어 임신했다. 어쨌든, 불임증인 분은 신경질적이 되어서는 안 된다. 그렇게 하면 오히려 좋지 않다는 사실을 이런 이야기로 알게 되었을 것이다.

부부가 함께 창출해 내는 행복의 비밀

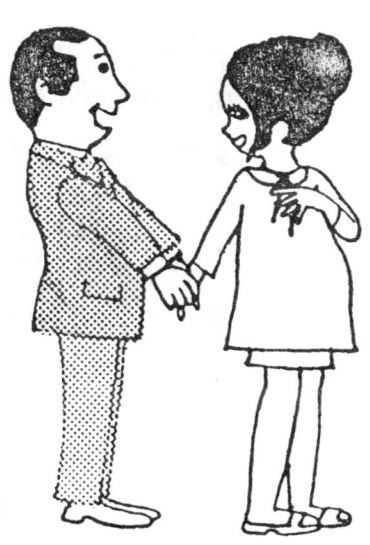

행복한 인생의 설계는 부부가 함께 해야 한다.

심신증으로서의 습관성 유산, 조산

정신적인 요인으로 때로는 유산이나 조산을 반복하는 경우도 있다. 습관성 유산, 조산이라고 말하는 것은 아는 바와 같이 어디까지나 자연스럽게 일어난 것을 가리키고, 인공적으로 그렇게 시킨 것은 포함되지 않는다. 일단은 임신할 수 있다고 하는 점에서 불임증과는 다르지만, 건강한 아이가 없다고 하는 점에서는 마찬가지이기 때문에 넓은 의미에서는 일종의 불임증으로 간주할 수도 있다. 사산이라든가, 아기가 태어나도 곧 죽어버리는 반복을 하는 것 같은 불쌍한 사람들을 포함해서 불육증(不育症)이라고 부르는 경우도 있다. 이 습관성 유산, 조산은 엄밀하게는 3회 이상 반복한 사람을 가리키지만 2회 계속해서 유, 조산을 본 사람은 3회째에 임신도 같은 불운을 만나는 경우가 많기 때문에 오늘날에는 2회 계속되면 습관성이라고 간주되고 있는 것 같다.

습관성 유, 조산의 원인은 매우 복잡해서 잘 모르는 경우가 많지만 그 중에는 원인을 파악해서 이것을 제거할 수 있는 것도 있다.

그 하나에 자궁 이상이 있다. 보통의 자궁은 그 내강이 역삼각형을 하고 있지만 가끔 윗쪽이 2개로 나눠져 있는 것이 있다. 이것을 쌍각 자궁(雙角子宮)이라고 하지만, 이것이 때로는 반복해서 유, 조산의 원인이 되는 경우가 있다. 이와 같은 경우에는 자궁의 정형 수술(자궁 형성술이라고 한다)을 하면, 대개 유산의 습관이 치료된다. 또한, 자궁 출구에 오래된 상처가 있어서 출구 부분이 느슨해져 있는 것 같은 때라든가 자궁의 가운데쪽이 착 달라붙어 있는 듯한 것이 유산, 조산을 습관으로 하고 있을 때도 수술로 이것을 치료할 수 있다.

자궁은 보통 앞쪽으로 기울고 더구나 앞쪽으로 구부러져 있지만 이것이 뒤로 구부러져 있는 경우(자궁 후굴이라고 한다)가 있고, 특히 뒤쪽에서 유착해 있거나 하면 임신해도 자궁이 커지는 것이 방해받아 유산을 일으키는 경우가 있다. 이와 같은 때도 수술을 하는 편이 좋을 지도 모른다.

이상은 기질적인 원인이지만 이런 유산이나 조산 외에 정신적인 것이 원인이 되고 있는 유산, 조산도 적지 않다. 반복하는 것 같지만, 난관이나 자궁은 자율 신경의 지배를 받고 있기 때문에 정신적 요소가 매우 강하고 그 직접적 영향을 받기 쉽다.

여기에서 우리들이 다룬 7회 유산을 거듭한 습관성 유산의 증례를 이야기해 보자.

심료 산부인과를 방문한 B씨는 결혼 이후 6년간 7회나 유산하고, 아직 한 명의 아이도 없었다. 3회의 유산은 임신 3개월에, 2회는 임신 5개월, 나머지 2회는 임신 7개월에 유산을 한 불운한 주부였다. 한 명도 아이가 없기 때문에 임신을 바라는 것은 불임증 환자와 같은 만큼 강하지만 반대로 7회나 유산했다고 하는 불행한 일을 당했기 때문에 임신은 희망임과 동시에 또 유산하지 않을까 라고 하는 큰 불안이 뒤따르고 있었다. 희망과 불안이 동거하고 있는 마음의 상태라고도 말할 수 있을 것이다. 노이로제 기미라고 하기 때문에 우리들을 찾아와서 도와주면 의사가 지시하는 대로 하겠다 라고 적극적으로 치료를 받았다.

지금으로부터 20년쯤 전에 우리들은 습관성 유산의 호르몬 치료를 연구한 적이 있었다. 그 때 깨달은 사실이지만 사람에 따라서 유산한 달에 치료해서 무사히 지나면 다음 달은 거의 유산 징후를 보이지 않고 지나가 분만까지 도달하는 경우가 있었다. 이것은 당시는 단순히 호르몬제가 잘 들은 것이라고 간단히 생각하고 있었지만, 사실은 한 번 경험한 싫은 달이 무의식적으로 마음에 새겨져서 그 달에 불안이 증대하는 심리 경과를 나타내고 있다. 마치 드라이버가 한 번 사고를 일으킨 길을 무의식적으로 피하고 싶어하는 것과 마찬가지로.

이와 같은 심리 작용은 유산한 싫은 달이 되면 어쩐지 불안해져서 정서가 흐트러지고, 자율 신경을 통해서 자궁을 긴장시켜 유산 징후를 보인다. 이 B씨의 경우도 예외가 아니어서 3개월 째에 같은 증상을 보였지만, 치료 외에, 의사가 붙어 있다고 하는 안도감과 절대로 괜찮다고 하는 암시에 걸려서 겨우 극복할 수 있었다. 이상하게 임신 4개월에는 1회의 유산 징후도 없었고, 5개월, 7개월에는 다시 나타났지만, 무사히 극복하고 마침내 경사스럽게 분만해서 남아의 훌륭한 어머니가 될 수 있었다. 더구나, 다음해에 다시 임신하는 덤까지 얻었다. 이 때는, 한 명의 튼튼한 아이를 낳았다고 하는 안도감이 이전의 불안을 압도적으로 누르고 있었을 것이다. 1회의 유산 징후도 없이 출산하고 있다.

이 예에서도, 플라톤이 말한 '석녀의 자궁은 떨리고 있다'라고 하는 말을 음미할 수 있다. 마음이 괴로우면 그것에 관계가 있는 장기도 증상이라고 하는 형태로 괴로워한다. 유산 불안에 시달린 여성은 그것에 관계가 있는 자궁도 떨리는——긴장하는——유산 징후가 되면 고민한다고 한다. 습관성 유산을 극복하고 한 명의 아이를 무사히 출산한 후는 두 명째의 아이에게 아무런 장해가 없었다고 하는 사실이 '마음의 안정과 임신'을 명쾌하게 말해 주고 있다고 말할 수 있을 것이다. 그것에 대해서도 2천 년전에 플라톤이 '환자의 마음을 모르고 신체의 병을 치료할 수 없다'라고 한 말이 지금의 의학에도 통하는 뭔가를 우리들 의사에게 새롭게 느끼게 한다. 어쨌든, 불임증인 사람은 신경질적이 되어서는 안 된다. 끙끙거리고

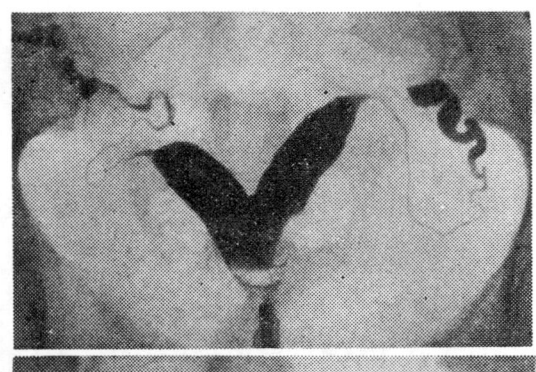
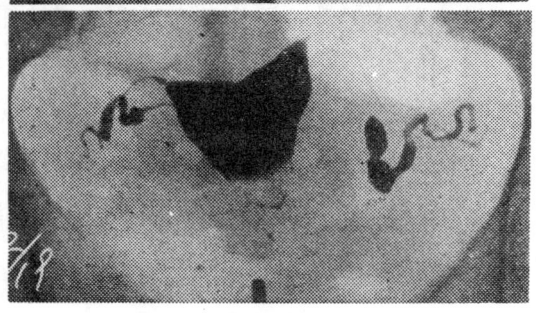

사진(위) 습관성 유산을 일으키는 쌍각 자궁, 자궁의 위쪽이 2개로 갈라져 있다. (아래)는 정형 수술에 의한 보통의 자궁, 이 부인은 무사히 건강한 아기를 낳을 수 있었다.(뢴트겐 사진)

있으면 오히려 아이로부터 멀어져 버리는 것임을 지금까지의 이야기에서도 알았을 것이다. 토대가 되는 성생활 역시 남편과의 성애에 무심하게 완전히 빠져들지 않고, 마음은 수정을 향하고 있는 것 같아서는 스스로 임신의 기회를 망쳐 버리는 것과 같다.

실제 이와 같은 여성은 많은 법으로 이전 우리들 병원에서 120쌍의 불임 부부를 선정해서 그 원인을 조사한 결과, 잘못된 성생활이 관계하고 있다고 생각되는 경우가 40% 가까이를 차지하고 있었다.

참고를 위해서 그 조사를 조사하면, 120쌍 중, 무정자증, 정자 감소증 등 남성에게 원인이 있다고 생각된 것 35례, 배란 장해, 난관 폐쇄 등 여성에게 원인이 있었던 것 68례, 원인 불명이 17례였다.

여성측의 불임 원인을 조금 더 자세히 소개하면 다음과 같다.

● 난소의 발육 부전 혹은 스타인레벤타르 증후군(제2장 참조) 등으로 인한 무배란──14례

● 성병, 충수염, 결핵 등의 염증으로 난관이 막혀 있거나, 일부분 난관 의 통과가 나빠져 있던 것──32례(이 중 양쪽의 난관 폐쇄 4례, 양쪽의 통과 장해 7례, 한쪽만의 통과 장해 21례)

● 뢴트겐 검사에서는 이상이 없는데, 통기 테스트를 실시하면 난관이 긴장하거나, 경련하는 통기 곡선만의 이상──30례

● 자궁 내막의 상태가 나빠서 착상하기 어렵거나 조기에 유산하기 쉬운 것──8례

● 경관액에 문제가 있었던 것──4례

● 경관액이나 혈액형 등과 정자와의 적합성 검사에 이상이 있었던 것──11례

● 원인 불명──17례(그러나 이중 12례는 그 후 임신했다. 또 120쌍 전체 중 45례까지는 치료, 인공 수정에 의해 임신했다)

이들 불임 원인 중, 성생활이 직접 관계한다고 생각되는 것은 통기 곡선만의 이상(30례)과 원인 불명(17례)이라고 해도 좋지만, 다른 원인, 예를 들면, 자궁이나 난소의 발육 부진 등도 섹스에 대한 잘못된 사고 방식이 간접적으로는 영향하고 있는 경우가 적지 않다고 생각한다.

흔히 있는 일이지만 의학적 제검사에서는 절망적인 상태라도 기적적으로 임신하는 경우가 있다. 그러나, 이런 기적은 잘못된 성생활에서는 거의 기대하기 어렵다.

따라서 어떤 원인에 의한 불임이라도 우선 시험해 보아야 하는 것은 임신의 토대인 성생활의 반성이나 재정립으로 의학적 치료의 필요가 있는 것은 동시에 그것을 계속한다. 이 원칙을 무시하고 그저 약이나 수술로 문제를 해결하려고 하는 태도는 근본적으로 잘못된 것으로 본말 전도라고 해도 과언이 아닐 것이다.

습관성 유산, 조산에 주의를!

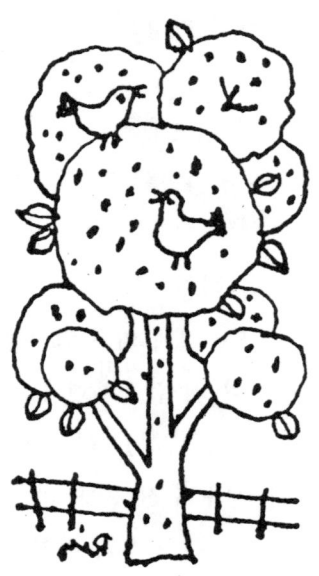

불임의 원인을 정확히 알 수 없거나 유산과 조산의 특별한 원인을 알 수 없는 경우도 있다. 이런 때는 심리적인 면의 원인 검사를 해보는 것도 좋다.

성생활에 대한 반성

"내가 불이 되어 타고, 당신이 불꽃이 되었을 때."

──벨레누의 시에 이런 구절이 있다. 이와 같이 격렬하게 탄 신혼 시절의 마음이 뜨거워지는 듯한 추억을 당신도 갖고 있을 것이다.

그러나, 이와 같은 달콤하고, 격렬한 시절이 눈 깜짝할 사이에 지나가고, 신혼 생활도 그럭저럭 궤도에 올랐을 무렵, 많은 신부들은 문득 주위를 둘러보고 남편과 둘만의 생활 속에 뭔가 부족한 것을 깨닫는다. 자신보다 한 걸음 먼저 어머니가 된 여성들이 사랑스러운 아이를 안는 모습에 모성 본능을 자극받는다.

──나도 빨리 아기를 갖고 싶다.

그러나 이 바램이 전혀 이루어지지 않는 날들이 계속되면, 그녀들의 가슴에 작은 불안과 초조가 생긴다. 이 무렵부터 불임증, 석녀(石女)라고 하는 말──그때까지 마음에도 담아두지 않았던 이 말이 잡지나, 신문의 활자 중에서 눈에 띄게 되고, '3년, 아이 없이 지난다'고 하는 오래된 전언 등이 문득 머릿속을 스치게 되면 부부의 성생활에 어떤 변화가 나타난다.

한결같이 격렬하게 서로 사랑하기 위한 섹스가 자칫하면 아이를 만들기 위한 섹스로 '변신'해 버린다. 아이는 사랑의 결정이라고 일컬어지듯이 그저 그것만이 목적인 행위의 결과로서 축복받는 것인데, 사랑의 행위가 '임신'이라고 하는 목적에 종속되어 버린다.

여기에 큰 문제가 있다. 이 시점에서 부부의 사랑의 행위로서의 섹스의

톱니 바퀴가 고장나 버린다. 물론, 불임증 환자의 성생활 모두가 이렇다고
는 할 수 없다. 그러나 우리들의 상담을 받은 불임증의 많은 여성의 섹스
에 이런 변화가 인정되는 것은 사실이다.

우리들이 평소 접하고 있는 환자 중에서 전형적인 예를 몇 가지 들어
보자. 그것이 당신 자신의 반성에 대한 계기가 되면 다행이고, 또 좋은
열매를 기대할 수 있기 때문이다.

□지식 과잉형 섹스(머리로 섹스를 하는 아내)

29세의 주부 C씨, 결혼 4년, 결혼 1년 정도부터 임신을 희망하고, 피임
을 중단했다. 그러나 2년 지나도 그 기미가 없기 때문에 걱정이 되어 가정
의학서를 본 결과 '2년 이상이나 생기지 않는 것은 불임증'이라고 해서
아연했다. 그리고 그 때는 눈 앞이 깜깜해지고 신체가 떨려서 울었다고
했다. 그 이후, 불임증에 관한 책이 서점에서 눈에 띄면 모조리 사서, 무려
12권이나 사와서 읽었을 뿐만 아니라 여기 저기 병원을 돌아 다니며 진찰
을 받고 우리들의 심료 산부인과에 불임증으로서 진찰을 받았을 때는
불임에 대한 지식의 풍부함은 의사인 나도 놀랄 정도였다. 물론, 기초
체온표도 하루도 빠짐없이 정확히 기입하고 있었다.

그러나, 어느 병원에서도 이상이 없다고 했다고 하고 심리 테스트 결과
노이로제형이라고 판단되었다. 또한 다른 테스트에서는 정서 불안정으로
감정적으로 안절부절 침착하지 못하고 우울해져 있고 행동이나 생각도
충동적이고 사회 생활에 대한 적응성이 부족한 심리 상태에 있음을 알았
다.

수차례의 상담 후, 그녀는 자신의 성생활에 대해서 이야기해 주었다.

"우리들은 기초 체온에서 배란이 예상되는 전날과 당일만 섹스하기로 하고 있다. 그리고 그 전에 남편에게 진수 성찬을 먹이고 회사에서는 어떤 중요한 일이 있어도 빨리 돌아오도록 남편에게 알린다.

섹스의 쾌감 말입니까? 그런 것은 없어요. 나는 다만, 남편이 조금이라도 많은 정액을 사정해 주면 되요. 그리고 한 마리라도 많은 정자가 자궁 경관을 통해 자궁에 들어가서 난관을 올라가 나의 난자와 합쳐져서 수정하기를 바랄 뿐이에요. 남편이 사정한 후에 나는 지금 정자는 어디쯤을 지나고 있을까, 상상하고 있을 뿐이에요. 선생님, 허리를 높이고 양무릎을 가지런히 모으고 있으면 임신하기 쉽다고 하는데 정말입니까? 30분 정도라고 책에 씌어 있었지만, 그것으로 충분합니까?"

등이라고 묻는다.

"그건 그렇지만, 그런 것으로는 오르가즘이랄 것도 없겠죠?"

"말씀하시는 대로 최근은 그 뿐만이 아니예요. 이전에는 제법 즐거웠지만……."

"당신은 그것으로 좋다고 해도 그런 무미 건조한 섹스에 남편은 불만이겠죠?"

"재미없다고 하지만, 하는 수 없어요."

"그럼, 이 기초 체온표를 보면 배란 예정일 즈음에 1~2회 섹스에 집중하고, 나머지 날은 표시를 하고 있지 않는데, 다른 날에 섹스는 하지 않습니까? 그리고 그 이유는 어째서입니까?"

"평소, 특히 월경후에 섹스를 지나치게 하면, 예정일 무렵의 섹스에 즈음해서 남편의 정자수가 적어진다고 하지 않습니까? 또 배란후는 만일 수정란이 착상하고 있어, 모르는 사이에 섹스하여 몸을 격렬하게 움직이면 유산할 지도 모르겠죠? 따라서 하지 않아요. 남편에게도 아이

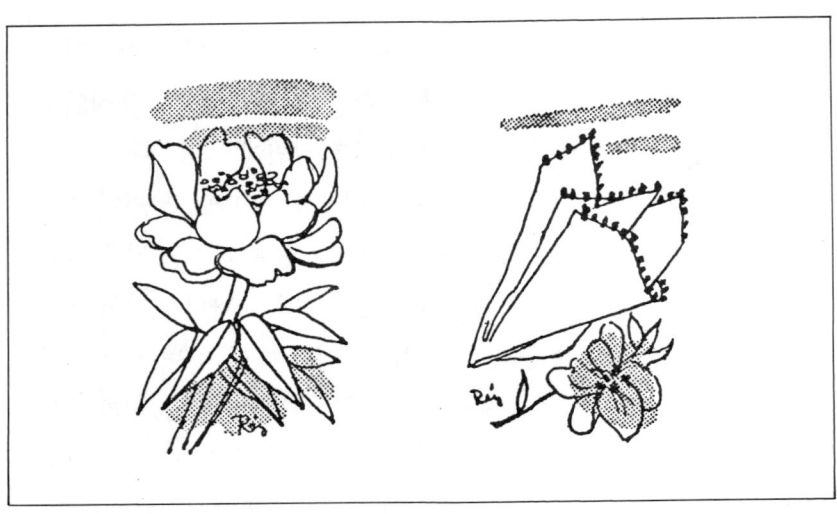

가 생길 때까지라고 타이르고, 참게 하고 있어요."

"그와 같이 해서 월경이 되었을 때는 어떤 기분입니까?"

"월경이 시작했을 때 실망해서 울기 시작해요. 그리고 2~3일동안 남편과는 말도 하지 않아요. 우울해져서 머리가 아프고 옆집 아이의 소리가 들리거나 아이와 함께 있는 사람들을 보면 화가 나서 견딜 수가 없어요."

하루라도 빨리 임신하고 싶다고 하는 마음은 알 수 있다. 그러나 임신을 바라는 나머지, 이런 식으로 노이로제와 같이 되어서는 곤란하다. 얄궂게도 그녀의 풍부한 의학적 지식이 오히려 노이로제에 박차를 가하고 있다. 어설픈 지식이 있기 때문에 '지금 정자가 어디에 있다' 등이라고 상상하기 때문에 이런 식으로 마음이 긴장해 있으면 난관도 당연히 긴장해서 정자의 통과를 방해한다. 그 무엇보다 남편과 아내가 섹스에 요구하고 있는 것이 완전히 다르다. 이 경우의 남편은 아내의 대상이 아니라 솔직히 말해서 종마밖에 되지 않는다.

동양 의학의 원전이라고 할만한 중국의 「내경(內經)」의 소문(素問)이라고 하는 책의 불임 치료 항에는 '양신상박(兩神相博), 합이성형(合而成形)'이라고 있다.

양신(兩神)이란 양성(兩性), 즉 남편과 아내, 상박(相博)이란 예를 들면 레슬링 등에서 두 사람의 인간이 맞붙었다 풀었다 하는 격렬한 모습을 말한다. 그와 같은 성교로 오르가즘을 맛보고 몸도 마음도 만족했을 때 아이는 자연히 생긴다고 하는 것이다. 정말로 음미해야 할 말이 아닐까. 이미 2천 수 백년이나 전에 불임증의 섹스를 통찰하고 있었다고 우리들은 놀랄 뿐이다.

흔히 불감증은 임신하기 쉽다고 한다. 마스터즈 보고 등에서도 여성은 오르가즘이 없으면 질구 근육 등의 긴장이 풀리지 않아 정액의 흐름을 방해한다고 말하고 있다. 따라서 이런 경우는 오히려 임신하기 쉽다고 말할 수 있을 것이다. 그러나 나는 불감증 여성이 섹스에 임하는 데에는 두 종류의 태도가 있다고 생각한다. 하나는 오르가즘을 모르기 때문에 섹스에 무관심하고 사무적으로 남편에게 성기를 빌려 주는 타입. 또 하나는 지금 말한 타입이다. 전자는 싫다 싫다고 말하면서 아이가 생기는 타입이라고도 말할 수 있지만, 후자는 성에 대한 사고 방식이나 태도를 바꾸지 않는 한, 임신은 바랄 수 없다. 우리들은 '마음'을 가진 인간들이다. 아무리 아이가 갖고 싶다고 해도 인간의 섹스에는 그 나름대로의 무드가 필요하고 또한 깊은 애정이 중요하다. 임신 가능일이 가까이 되어 노골적으로 명령적으로 요구해서는 남편도 불유쾌할 것이다. 그와 같은 무미 건조한 의무적인 섹스에서는 때로 남성의 정자수가 감소한다는 사실을 이와 같은 타입의 여성은 알아야 한다.

이 부부에 대해서는 상담을 거듭해서 자기 암시법을 숙달하고 정신

안정제로 초조한 심리 상태를 제거하고 섹스에 대한 관념, 태도를 지도하고 섹스의 주도권을 남편에게 쥐게 함과 동시에 마음 편한 자연스런 사랑부터 출발하는, 분위기 있는 섹스로 바꾸게 해서 임신에 성공시켰다.

□미숙형 섹스(우등생으로는 안 됨)

세상에는 하루에 몇 번이나 손을 씻지 않으면 마음이 놓이지 않는다든가, 가스 마개나 자물쇠를 번거롭게 확인하지 않으면 마음이 놓이지 않는다고 하는 사람이 있다. 병적인 것은 강박 신경증이라고 하는 일종의 노이로제가 된다.

35세의 Y씨는 교육 정도도 높지만 매우 엄격한 가정에서 자라, 섹스에 관해서는 매우 미숙하다고 할까, 유치한 관념을 갖고 있었다. 섹스는 머리로 더러운 것이라고 생각하고 남편과의 행위가 끝나면 조속히 화장실로 뛰어 들어가서 목욕탕에서 신체를 씻어내고 침대를 깨끗이 다시 정리하지 않으면 잠을 잘 수 없는 상황이었다. 물론 불감증으로 섹스 따위가 싫지만, 아내이기 때문에 남편의 요구에는 하는 수 없이 따르고 있었고, 부부는 정신적으로 서로 사랑하고 있으면 성생활 따위는 문제가 아니라고 하는 말을 오히려 자랑스럽게 하는 여성이었다.

그런데 모성 본능만은 한 사람 몫(?)으로 아이를 갖고 싶었다. 그러나 불가능하다 하는 이유로 내원했다. 그런 문제라면 우선 그녀 자신의 사고 방식이나 태도를 바꾸도록 해야 한다고 몇 번인가의 면접에서 설득하려고 노력했지만 오랫동안의 가정 환경으로 인해 옛날 식의 가르침이 배어 있었기 때문에 성의식을 갑자기 바꿀 수도 없었다.

그래서 매번 생리가 끝나고 나서 기초 체온이 상승하고 고온기에 들어

갈 때까지 정신 안정제를 주고, 1개월에 2번 정도의 비율로 상담을 반복하고 있는 사이, 3개월 후에 드디어 임신을 하게 됐다. 그 때의 일을 그녀는 이렇게 이야기하고 있다.

"선생님, 저 약을 복용하면 어쩐지 졸려요. 마치 술꾼이 취하면 대담해져서 화살이라도, 대포라도 갖고 오라고 하는 마음이 되듯이 남편과의 섹스도 이상하게 싫지 않아요. 그것은 아마, 내가 임신했을 때의 일이라고 생각되지만, 그 때는 행위의 뒷처리조차 성가셔져서, 그대로 자 버렸어요. 다음날 아침 깜짝 놀라서 벌떡 일어났어요. 이전의 나에게는 도저히 생각할 수 없었던 일이었어요."

이 경우, 정신 안정제로 그녀의 마음과 신체의 긴장이 풀려서 성교후, 신체를 움직이지 않았던 것이 다행이었다고 생각된다. 섹스 후, 허둥지둥 화장실 등에 가면 정액이 흘러 나와서 임신률이 낮아진다.

어쨌든 아이를 낳은 후의 그녀는 마음에도 완전히 여유가 생겨서 섹스에 대한 사고 방식이나 태도가 스스로도 이상할 만큼 싹 변했다고 한다. 물론, 현재의 그녀는 불감증과는 거리가 먼 존재로 남편과 아이와 함께 밝고 충실한 매일을 보내고 있다.

그런데 당신 자신은 어떤가? "나의 성의식은 그녀와 같이 낮지는 않아요"라고 말할 지도 모른다. 확실히 머리로는 섹스를 불결시하거나, 좌악시하거나, 자손을 남기기 위해서만 허락되는 부득이한 행위 등이라고 생각하고는 있지 않을 것이다. 그러나, 무의식중에 잘못된 성관념에 화를 당하고는 있지 않은가?

특히, 이전에는 남편과의 섹스로 오르가즘을 느끼고 있었는데, 불임을 걱정하기 시작하고 나서, 혹은 불임증 치료를 받기 시작하고 나서부터는 충분한 성감을 얻을 수 없게 되었다고 하는 분은 잘 생각해 보기를 바란다. 우리들의 조사에서는 이와 같은 예가 불임 여성의 80%에 있었다.

아이가 생기지 않는다고 하는 데에 불안이나 초조를 느끼면, 무의식중이라도 섹스에 무심하게 순진하게 몰입하는 것을 방해받는 경우가 많다. 또한 그런 때가 되면 '성교는 생식을 위해서만 허락된다'고 하는 오래된 관념이 불쑥 되살아나서 다시 그것에 묶이는 경우가 많다.

따라서, 우리들은 불임을 호소해 온 환자의 기초 체온표가 3개월 이상 노멀한 커브를 더듬고 배란이 있다고 판단되었을 때는 이 체온표의 기입조차 그만두게 한다. 그녀들은 아침에 잠이 깨면 무의식적으로 체온계에 손을 뻗는 것으로 신경을 많이 쓰고 있고, 흔히 말하는 '자나 깨나' 항상 불임증이 머릿속에 달라붙어 있어 마음의 무거운 짐이 되고 있음을 알 수 있다. 이와 같은 사실에서는 부부의 섹스도 본래의 모습에서 아무래도 일탈하기 쉽다.

앞에서 말했듯이 좋은 어머니가 되기 위해서는 우선 좋은 아내가 되어야 한다. 아내가 될 수 없는 여성이 어떻게 어머니가 될 수 있을까. 불임 여성은 어쨌든 남편 옆에 있는 것만으로도 감사하길 바란다. 무아 몽중에 서로 껴안고, 쾌락을 서로 탐낸 저 신혼 시절로 다시 한 번 되돌아가 보도록 한다.

□방자형 섹스(남편의 일 따위 몰라요)

남편이 경도의 정자 감소증으로 부부간의 인공 수정을 실시하고 있던 여성이 어떤 때 이상한 것 같은 얼굴로 말했다.

"선생님, 우리 남편은 내가 그의 정액을 갖고 병원에 나간 날 밤에 한해서 평소 마시지도 않는 술을 마시고 곤드레 만드레 취해서 늦게 돌아왔어요. 어떤 이유일까요?"

머리가 좋은 그녀로서는 이것은 너무나도 남자의 마음을 모르는 무신경한 말이다.

병원 검사에서 무정자증이라든가, 정자 감소증이라고 판단된 남성은 임포텐츠의 남성과 마찬가지로 대부분이 말할 수 없는 열등감이라고 하기보다 굴욕감을 품는다.

이와 같은 때 남성의 심리는 복잡하다. 특히 비부부간에 인공 수정이 되면, 이론으로는 누구의 정자라도 자신의 아내가 직접 낳는 것이기 때문에 어느 말의 뼈인지도 모르는 생판 타인을 양자로 들이는 것보다 50%는 아내의 피가 섞여 있기 때문에 좋지 않을까 등이라고 딱 잘라서 생각하는 한편 감정적으로는 아내의 부정 공인을 강요당하는 것과 비슷한 불쾌감을 느끼는 경우가 많다. 그리고 아내의 인공 수정에 동의하는 마음 바닥에는 남성으로서의 열등감에서 오는 마음의 상처를 커버하려고 하는 타협이 다분히 포함되어 있다.

그런데, 대부분의 여성은 자신의 배가 아파서 내 아이를 낳을 수 있는 희망이 생긴 것을 기뻐할 뿐이므로 남편의 이런 복잡한 감정까지 동정하는 사람은 의외로 적다. 하물며 남편의 정자를 사용하는 부부간의 인공 수정이라면 무엇을 새삼스럽게 망설이냐는 듯이 들떠서 '당신, 즉시 합시다'라고 하는 식이 많다. 남편의 입장에서 보면 가령 자신의 정자를 이용하는 인공 수정도 절대 좋은 기분은 아닐 것이다.

'서두르지 않아도 그 사이에 자연히 생겨요'라고 생각하면서도 아내가 조르기 때문에 마침내는 '나는 타인의 도움을 빌리지 않으면 아내를 임신시킬 수 없구나'라고 하는 생각이 되어 참을 수 없는 기분을 갖는다. 조금 전의 남편은 그 참을 수 없는 마음을 술로 얼버무리고 동시에 무언중에 남편의 괴로운 마음을 이해하지 못하는 아내에게 항의를 하고 있었던 것이다. 불임증의 여성에게는 '아이를 낳을 수 없어 슬퍼서 매일 밤 울고 있다'라고 하는 타입이 많지만 슬픔은 불임 남성도 마찬가지이다. 남성은 함부로 울거나, 불평하지 않는 만큼 그 슬픔이나 열등감, 굴욕감은 내향해서 가슴속에 무겁게 쌓이기 쉽다고 말할 수 있다. 나의 치료 카르테 중에서 이와 같은 남성 불임이 원인으로 만류하는 아내와 강인하게 이혼해 버린 경우가 2례 있었다. 더구나 그 남성이 재혼한 상태는 2례 모두 임신할 수 없는 여성이었던 사실은 굴욕감으로부터의 탈출뿐만 아니라 남편의 마음을 깊이 상처입힌 아내에 대한 무언의 복수라고도 생각되었다.

불임의 원인이 남성측에 있을 때, 대개는 말하지 않는 이 남자의 마음을 아내는 이해해 주어야 한다. 그런데 최근에는 이런 동정이 부족한 여성이 적지 않다. 예를 들면 신상 상담 등에서도 '세상에 나만큼 불행한 인간은 없다. 따라서 누구나 나를 동정하고, 당장 도와주는 것이 당연한 일이다'라고 말하는 상태로 그런데도 엽서 1장, 전화 1통화 보내주지 않는 방자한 인간이 많아지고 있다. 반대로 말하자면, 이런 사람이기 때문에 여러 가지 원인을 일으키고 고민의 씨앗이 그치지 않는다고도 말할 수 있다.

불임의 경우도 예외는 아니다. 남편에 대한 따뜻한 동정심이 부족한 방자한 아내는 임신하기 어렵다고 해도 과언은 아닐 것이다. 왜냐하면, 상대에 대한 동정이나 다정함이 부족한 부부에게 참된 성생활은 없기 때문이다. 당연한 일이지만 불임 여성에게는 불감증이 많은 것도 사실이다.

일반적으로 여성의 불감증은 '남성의 책임, 남성의 방자'가 원인의 대부분이라고 대부분의 사람들이 이 일방적인 생각을 머리로 믿고 있다. 불감증 여성들은 노골적으로 남편을 비난하지 않더라도 많건 적건 피해 의식을 가지고 있다. 물론 완전히 남성의 책임이라고 말할 수 있는 동정받아야 할 경우도 전무라고는 말할 수 없다. 특히 현재 40대 이후의 아내들에게는 많을 것이다. 그러나, 오늘날의 젊은 아내들의 불감증은 아내 자신의 미숙이나 무지, 방자, 적응성의 결여가 남편의 무지나 방자와 서로 얽혀 있는 것이다.

중요한 사실은 불모의 성생활은 임신률을 저하시킨다고 하는 점이다. 또한 그와 같은 상태에서 가령 아이를 낳았다고 해도, 그녀 자신은 물론 남편도, 태어난 아이도 결코 행복하다고는 말할 수 없을 것이다. 불임 여성은 이 정도의 사실을 잘 생각할 필요가 있다.

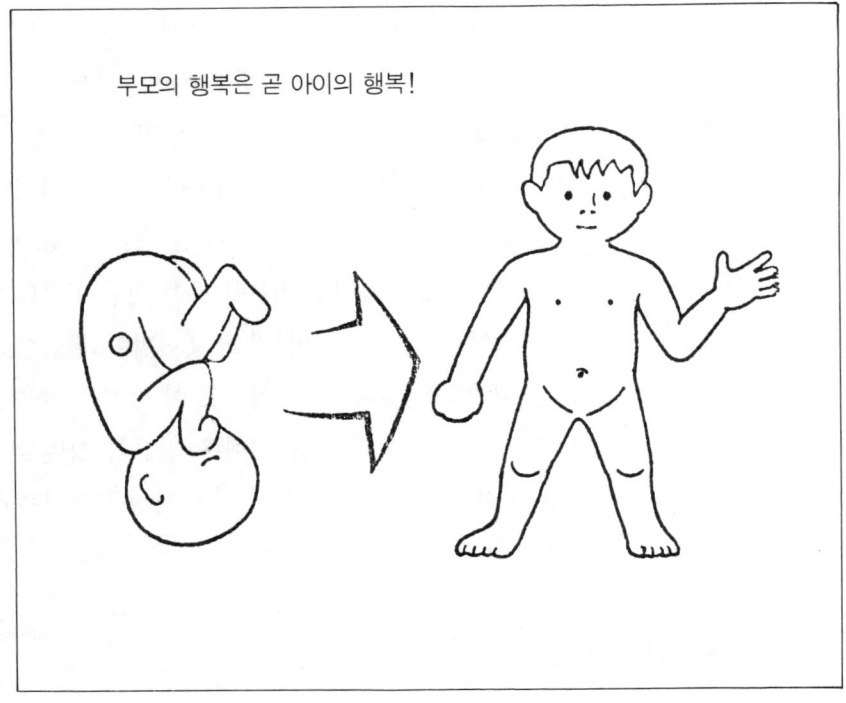

부모의 행복은 곧 아이의 행복!

자율 훈련법으로 심신의 안정을

　지금까지 설명한 것을 잘 이해하고 있는지? 단, 인간이란 머리로는 알아도 신체가 잘 따라 가지 않는다. 이론으로는 납득해도 감정적으로 납득할 수 없는 경우가 흔히 있다. 예를 들면, 불임 문제 등에 너무 신경쓰지 말라, 초조해하지 말라고 해도 역시 걱정한다. 초조해지는 경우가 흔히 있다. 또한, 섹스는 불결한 것이 아니라고 머리로는 이해하고 있어도 역시 불결감이 앞서 버리는 경우도 있다. 우리들의 심리 테스트에서는 불임에 초조감을 느껴서 노이로제 상태가 된 사람이 35% 정도, 대개 3명에 1명의 비율이었지만 이와 같은 경우는 특히 이론만으로는 문제 해결이 어렵다. 이런 때는 앞에서도 이야기했듯이 정신 안정제 등도 이용하지만 누구나 이용할 수 있고, 더구나 돈도 들지 않는 좀더 효과적인 방법이 있다.

　그것은 자율 훈련법이라고 하는 일종의 자기 암시법이다. 일본인의 약 선호는 세계적으로 유명하고 함부로 이것을 남용하는 풍조가 있기 때문에 이런 방법으로 과연 효과가 있을까 라고 의문을 품는 사람이 많다고 생각하지만 우리들의 경험에서는 어쨌든 이 자율 훈련법이 불임증 치료에 보이지 않는 큰 힘을 발휘하고 있다. 또한 실제로 이 방법을 이용해 보면 아마 그 효과에 놀라고 대부분의 사람도 매우 열심히 참여할 것이다. 어쨌든 불임인 분은 이런 방법에 의해 우선 심신의 안정을 되찾는 것이 선결 문제라고 할 수 있을 것이다.

□자율 훈련법의 실제

이것은 독일의 슐츠라고 하는 학자가 최초로 시작한 것으로 현재 서구에서는 심리적인 곳에서 오는 병에는 물론 신체나 마음을 릴랙스시키는 일반 건강법으로서도 널리 이용되고 있다. 프랑스의 어느 자동차 회사에서는 매일 오후 3시가 되면 직장의 라디오 체조와 마찬가지로 전원이 이것을 실시하고 있다고 한다.

이 방법을 간단히 말하자면, 신체 근육의 힘을 빼고, 릴랙스시킨 상태를 마음에 작용해서 그것이 신체의 장기에도 효과적으로 영향을 미친다고 하는 구조이다. 우리들의 병원에서는 슐츠 박사의 방법은 시간이 걸리기 때문에 K 대학병원 심신증 센터의 O 박사와 협동으로 연구한 변법을 이용하고 있다.

자율 훈련법의 준비

(1) 가정에서 한다면 마루 위에 누워서 손, 발, 어깨 등 전신체의 근육의 힘을 빼고, 축 늘어진 자세를 취한다. 의자를 이용하는 경우도 마찬가지로 편하게 앉아서 전신체의 힘을 뺀다.

(2) 머리속에서 잡념을 추방하고 아무것도 생각하지 않도록 한다. 이런 것이 효과 있을까 라든가 오늘밤의 반찬은 무엇으로 할까 라고 하는 생각은 하지 말고, 무념 무상의 경지가 되도록 노력한다. 그러기 위해서는 텔레비전이나 라디오 등, 신경을 어지럽히는 잡음이 없는 곳에서 실시할 필요가 있다.

전단계

이야기한 상태가 되면 눈을 가볍게 감는다. 그리고 천천히 깊이 숨을 들이마시고, 신체속에 공기를 전부 내뱉는 듯 숨을 내쉰다. 이 심호흡을 5회 반복한다.

본단계

각 항목을 수초 걸러 20회 반복하고 나서 다음 항목으로 나아간다.

●**제1항목**——양손이 나른하다고 상상하면 양손이 나른해진다.(전신경을 양손에 집중하고 양손이 나른해지기를 마음에 바라면서 한다.이하도 동일하다).

●**제2항목**——양발이 나른해진다고 상상하면, 양발이 나른해진다.

●**제3항목**——양손이 따뜻해진다고 상상하면 양손이 따뜻해진다.

●**제4항목**——양발이 따뜻해진다고 상상하면 양발이 따뜻해진다.

●**제5항목**——이마가 서늘해진다고 상상하면 이마가 서늘해진다.

●**제6항목**——가슴이 편해진다고 상상하면 가슴이 편해진다.

●**제7항목**——배가 부드럽고 따뜻해진다고 상상하면 배가 부드럽고 따뜻해진다.

●**제8항목**——온몸의 힘이 빠지면 기분이 가라앉고 상쾌해진다.

——처음부터 욕심부리지 말고, 제1항목부터 순서대로 숙달하도록 한다. 제1항목부터 제4항목 정도까지 신체가 곧 그 상태에 들어갈 수 있게 되면, 제8항목의 ( )안의 말을 자신이 희망하는 사항으로 바꿔도 상관없다. 예를 들어, 불면에 시달리고 있는 사람이라면(푹 잘 수 있어서 기쁘다)라든가 성생활이 부담이 되는 사람이라면(기쁨을 맛볼 수 있어서 기쁘다), 또는 위의 상태가 나쁜 사람이라면(위의 상태가 매우 좋다)라고 하는 식으로 (상쾌하다)라고 하는 부분과 바꾸도록 한다. 단, 이 경우 부정적인 말은 안 된다.

예를 들면, 신경적인 것이 원인이 되어 밤중에 가끔 화장실에 가는 사람이 이것을 어떻게든 하려고 하는 경우 (밤에는 화장실에 가지 않아도 된다) 등이라고 하지 말고 (밤은 푹 잘 수 있어서 기분이 좋다)라고 하는 식으로 바람직한 문구를 생각하기 바란다. 또한, 위가 나쁜 사람이라도 (위의 통증이 없어진다)라고 하듯이 통증이라고 하는 바람직하지 않는 인상의 말은 피하고, (위의 상태가 좋아 식사가 기다려진다)라고 바꿀 필요가 있다.

후단계

최후의 제8항목이 끝나도 곧 눈을 뜨고 움직이기 시작하지 말고, 반드시 수족의 굴신 운동(펴거나 구부리거나 하는 운동)을 3~4회 반복하고 나서 천천히 깨도록 한다.

이 방법은 익숙해지면 약 수십년간 항상 어디에서나 할 수 있다. 우리들의 심료 산부인과 외래에서는 환자가 이것을 충분히 숙달할 때까지 지도하고 있지만, 스스로 시험해 보고 잘할 수 없는 경우에는 각 항목의 암시를 테이프에 녹음해서 그것을 들으면서 연습하면 누구나 곧 숙달할 수 있을 것이다. 그래도 불가능한 사람은 심료 산부인과, 심료내과, 심신증 센터 등의 심신 의학을 다루는 의사의 지도를 받으면 좋을 것이다. 그렇게 하면 반드시 숙달할 수 있다.

판권
본사
소유

현대가정의학시리즈-34
불임증 예방과 치료법

2013년 9월 25일 인쇄
2013년 9월 30일 펴냄

지은이 현대건강연구회
펴낸이 최상일
펴낸곳 태을출판사
주 소 서울특별시 중구 동화동 52-107 동아빌딩내
전 화 02·2237·5577
팩 스 02·2233·6166
등 록 1973년 1월 10일 제 4-10호

ISBN   89-493-0427-9 13510

• **주문 및 연락처**
  우편번호 100-456
  서울특별시 중구 동화동 52-107 동아빌딩내
  전화 02·2237·5577 **팩스** 02·2233·6166